精神分析臨床シリーズ

精神病の精神分析的アプローチ

その実際と今日的意義

松木邦裕・東中園聡

【編】

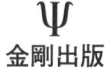
金剛出版

紹　　介
精神病の精神分析的心理療法がもたらすもの

松木邦裕

　精神病——今日までの精神科臨床では統合失調症（Schizophrenia）がその主要疾患でありつづけていますが，この病にいかに取り組むかが精神医学本流の歴史そのものでした。

　現在こそ抗精神病薬が効力を発揮し，妄想，幻覚，自我障害等の陽性症状の改善に大きな効果をあげ，精神病治療に不可欠のものとなっていますが，1950年代までは薬物はごく部分的な対症的効果しかあげませんでした。それゆえ精神分析内での少数派とは言え，精神病への取り組みも真剣なものだったのです。米国でフェダーン，フロム－ライヒマン，サリバンら，英国でのロゼンフェルド，ビオン，スィーガルらの精神分析による治療はその時代のものです。彼らの貢献が今日の精神分析においても偉大な財産であることは述べるまでもありません。

　しかしながら時代は移り，統合失調症の治療は薬物とソーシャルスキル・トレーニング（SST），社会的施設ケアにおもに委ねられ，精神分析は治療の対象をパーソナリティ病理——たとえば境界性や自己愛性のパーソナリティ障害——に向けました。この潮流は今日も継続されています。

　だが精神病の精神分析的アプローチは，今日も世界各地で取り組まれています。たとえば，クライン派精神分析家のジャクソンは先頃までスカンジナビア地域で，有効な治療法として精神分析的心理療法の普及と発展に取り組んでいました。精神分析的心理療法の実践が命脈を確実に保ち続けているのは，個々人のこころを尊重する取り組みとして病者も治療者もこころを見つめ，触れ合

わないではおれないときがあるからであろうと私は思っています。それは，ひととひとが出会ったときに生じる不可避な衝迫なのかもしれません。

　精神病，たとえば統合失調症に対してもこの病を脳の疾患として，骨折や慢性気管支炎と同じように，苦痛な症状を薬物で軽減しリハビリテーションや訓練でサポートするという純医学的方法論があります。この方法論そのものは大切なものであることは論を待ちません。しかしその上で考えるべきことがあります。それはこの方法論を展開できる基盤が精神病という病にあるのかという点です。現在統合失調症について，その脳の病因が骨折や慢性気管支炎のように確実に同定されているのかというと，答えは否です。その薬物が薬理理論通りに効果をあげているかというと否です。統合失調症にこの方法論が実践される基盤については未来進行形なのです。

　私自身，不幸な例に出会ったことがあります。関西の大学に通っていた若い女性が統合失調症を急性発症しました。大学病院にて入院治療を受けました。それは上述の純医学的方法論による最新版のものでした。フローチャート通りに治療はなされ，退院後彼女は実家に戻ることになり，そこで私の働く病院を受診してきました。診療して驚いたことに，陽性症状も思考障害もまったく改善していなかったのです。妄想と幻聴は活発に持続し，思考吹入や思考伝播は続いていました。精神運動興奮のみはおさまっていました。そして何より，考え判断する主体が彼女には戻っていませんでした。

　何より考える必要があるのは，精神病とはその人のこころという主体の位置が危ういことにその障害の本質があることです。例をあげれば，ある女性は，幻覚対象の発言（すなわち，幻聴）の言うままに行動し，夜中に家を飛び出しました。あるいは，着ている服を突然脱ぎました。もちろん，この事態もかなりは抗精神病薬で解消できます。しかし，それは主体の位置が真に取り戻されたということではありません。それは病者が「私は病気ではない」と言って薬をやめてしまい，幻覚が再発することで顕わになります。このような病者がその人自身であることの危うさにみずから真摯に取り組もうとするとき，そしてその人が自分自身を理解することを真摯に援助しようと治療者がするとき，そこに精神分析が役割を荷うのです。

　経済性や時間的効率，大集団への等配分という全体性や公平性を考慮する立場の人たちからは精神分析は強く否定されました。しかし私たち個々人におい

ては，私たち自身が存在していることが地球や宇宙が存在していることです。その私たち自身がどうなのかは，あらゆることに優先して取り組まれてよい課題でその人自身にはあってよいはずです。私は精神病者への精神分析や精神分析的心理療法はそうしたものであると考えています。この精神分析というアプローチが広く普及する必要はありません。しかし必要な人には供給されてよいはずです。

　本書を手にした方の中にも，私のこうした見解に異論を抱く方も多いでしょう。それは抱き続けられながら，本書の第2部「治療の実際」を読んでいただきたいのです。その上で結論を下していただければ，私はその結論が否定的なものでも尊重したいと思っています。

　もうひとつ，私が述べておきたいことがあります。それは，精神病の人たちとのこころの深い交流はこころの臨床家にとってその専門的力量をあらゆる面で高めてくれることです。いや，むしろこころに深みをもたらしてくれるという方が適切でしょう。そのためには，大変困難なことではありますが，精神病の人たちのこころにほんとうに触れ続けていなければなりません。症状のみに目を向けたり生活のハウトゥを教えることではありません。

　精神病というこころに触れ続けることは，より健康なこころと向き合っていることとはまったく違っています。私たち自身の主体，つまりこころの中核が揺さぶられます。その経験は，こころを理解することの質を変えます。こうした稀な機会が精神病の人たちとの精神分析的交流で得られるのです。

　ここで注意を喚起しておく必要があるのですが，このことは重大な心的危機に陥る危険が病者にも治療者にもあるとのことです。ですから，精神病への精神分析的アプローチはあくまで慎重な準備のもとに取り組まれねばなりません。治療環境の準備，すなわち病者や治療者への緊急時を含めた支持態勢の準備であり，病者の動機や心的機能についての十分なアセスメントであり，同時に，治療者自身のこころについてのアセスメントです。

　椅子や机を自分で板を切り釘を打つことで作り上げることは，まったくの時代遅れでありましょう。けれども，出来上がりが不恰好であっても，そこに唯一のものがあり，こころになごみや達成感が生まれます。精神分析的心理療法も同じではないでしょうか。それにかかわるふたりにとって。

本書の大部分の執筆者は，日々の臨床の中で統合失調症をはじめとする精神病を病む人たちに出会い，精神分析的心理療法を通して触れ合ってきている臨床家たちです。精神病の人に出会ったことがないという"臨床家"は存在しないはずです。あらゆる職種の援助職の皆さんが，日々出会う精神病の方たちのより深い理解のために一読されんことを願います。

目　　次

紹介──精神病の精神分析的心理療法がもたらすもの　松木邦裕　3

第1部　視　　点

第1章　　　　　　　　　　　　　　　　　　　　　松木邦裕………11
精神病についての理論と精神分析技法
　　Ⅰ　精神病とはどんな病か　11／Ⅱ　精神病水準の関係性　25／Ⅲ　精神病への精神分析療法と精神分析的心理療法　35／Ⅳ　おわりに　47

第2部　治療の実際

第2章　　　　　　　　　　　　　　　　　　　　　東中園聡………51
統合失調症者との治療的コミュニケーションの試み
　　Ⅰ　はじめに　52／Ⅱ　統合失調症者が体験している主要な心の痛み　52／Ⅲ　私ではなく，なぜあなたが？　53／Ⅳ　人間観，治療観　54／Ⅴ　臨床素材　55／Ⅵ　考察　65／Ⅶ　結語にかえて　68

第3章　　　　　　　　　　　　　　　　　　　　　鈴木智美………70
ある非定型精神病者との精神分析的心理療法
　　Ⅰ　はじめに　71／Ⅱ　症例提示　71／Ⅲ　考察　76／Ⅳ　まとめ　80

第4章　　　　　　　　　　　　　　　　　　　　　賀来博光………82
ある統合失調症者の破壊的空想
　　Ⅰ　プロローグ　83／Ⅱ　症例　84／Ⅲ　臨床素材の検討　94／Ⅳ　理論的な考察　97／Ⅴ　まとめ　99／Ⅵ　エピローグ　99

第5章　　　　　　　　　　　　　　　　　　　　　鈴木千枝子………102
悲哀という体験の難しさ──ある非定型精神病の精神分析的心理療法から

Ⅰ　はじめに　103／Ⅱ　臨床素材　104／Ⅲ　考察　112／Ⅳ　おわりに　119

第6章　　　　　　　　　　　　　　　　　　　　　椋田容世………121
妄想の中の抑うつに出会うこと
　　　Ⅰ　はじめに　121／Ⅱ　臨床素材　122／Ⅲ　考察　132／Ⅳ　おわりに　139

第7章　　　　　　　　　　　　　　　　　　　　　中川慎一郎………141
筋肉の暴力的な使用による取り入れ器官の排泄器官化
　　　――ビオンの観点からの統合失調症への精神分析的アプローチ

　　　Ⅰ　はじめに　142／Ⅱ　症例　145／Ⅲ　現病歴　146／Ⅳ　治療構造　147／Ⅴ　治療経過　147／Ⅵ　考察　162

第3部　コンテイニング

第8章　　　　　　　　　　　　　　　　　　　　　川野由子………171
コンテイニングと逆転移
　　　――精神病とのパーソナルな経験から初心者に向けて

　　　Ⅰ　はじめに：ある非定型精神病の老女との出会いから―心理療法の限界を知る出会い　171／Ⅱ　パーソナルな経験　174／Ⅲ　まとめ　186

第9章　　　　　　　　　　　　　　　　　　　　　荘野悦子………188
統合失調症の看護――考える看護とその実際

　　　Ⅰ　はじめに　188／Ⅱ　考える看護　188／Ⅲ　統合失調症の看護の実際　195／Ⅳ　おわりに　210

第10章　　　　　　　　　　　　　　　　　　　　東中園聡………211
統合失調症の精神分析臨床におけるマネージメント

　　　Ⅰ　はじめに　211／Ⅱ　治療者および管理医に必要とされるもの　212／Ⅲ　他職種との協働　218／Ⅳ　まとめにかえて―再び中心軸について　227

　　　　　　　　　　　　　　　　　　　　　編者あとがき　松木邦裕　230
　　　　　　　　　　　　　　　　　　　　　　　　　　　　　　索引　232

第 1 部
視 点

第1章 精神病についての理論と精神分析技法

松木邦裕

I 精神病とはどんな病か

「精神病」とは誰もが使える日常語です。日常の概念としての精神病は，気が狂っているとされる，言動が傍目に見て尋常でない，つまり現実離れして妄想的だったり極度に奇異な様子に使います。試みに『新明解国語辞典』を引いてみますと，「精神の働きが異常を示す病気」とされています。間違ってはいないとしても，この表現は意味を持ちません。それでは，精神病とはどんな病なのでしょうか。それを精神医学の立場と精神分析の視点からとらえてみましょう。

1．精神医学的診断

それではまず，精神医学の診断ではどのような疾患について述べているのかを示してみましょう。

精神医学が提示する診断名における精神病の代表的なものは，統合失調症です。さらに躁うつ病，精神病性うつ病，非定型精神病，パラノイア，ヒステリー性精神病，境界精神病等があげられます。最後の2つの精神疾患については異論があるかもしれませんが，これらはドイツ精神医学では内因性精神病としてほぼまとめられていたものです。そこには，これらの疾患が表わす病態が直

接の心因によるにははなはだしく重く，実態は不明だが何らかの生物的素因によって起こると考えるべきであるとの思想がこの内因という表現にはあります。いずれにしても，これらの病の原因はいまだ不明です。脳内セロトニンの代謝障害が原因として有力視されていますが，いまだ仮説の段階です。この仮説に結びつけてこれらの疾患の治療薬，いわゆる抗精神病薬が開発されていますが，有効な場合もあれば，無効な場合も多いものです。

それでは次に，精神医学での精神病という概念がどんな現象を取り上げているのかを見てみます。この目的には，統合失調症の診断基準を知るのが適切でありましょう。ここに WHO の疾病分類（ICD-10）での統合失調症についての記載を取り出してみます。

> 一般的には，思考と知覚の根本的で独特な歪曲，および不適切なあるいは鈍麻した感情によって特徴づけられる。ある程度の認知障害が経過中に進行することはあるが，意識の清明さと知的能力は通常保たれる。
>
> この障害には，正常な人間に個性・独自性・自己方向性といった感覚を与える最も根本的な諸機能の障害が含まれる。きわめて個人的な思考，感情および行為が，他者に知られたり共有されたりしているように感じることがしばしばあり，自然的あるいは超自然的な力が，しばしば奇妙な方法で患者の思考や行為に影響を及ぼすという説明的な妄想が発展することがある。患者が自分を中心にしてすべてのことが起こると考えていることもある。幻覚，とりわけ幻聴がふつうにみられ，患者の行動や思考に注釈を加えることがある。知覚障害もしばしばみられる。色彩や音が過度に生々しく感じられたり，質的に変化して感じられたり，日常的な物事のささいな特徴が，対象全体や状況よりも重要なものにみえたりすることがある。発病初期には困惑も多くみられ，そのために日常的な状況が，患者にだけ向けられた，たいていは悪意のこもった特別な意味をもっているという確信にいたることがしばしばある。（以下は省略）

寄せ集めという感触を否めませんが，ここに述べられている中核的な内容は，知能や意識の清明さは保たれているものの自己の存在を脅かす思考や知覚の歪曲，感情の異変があることです。考えや感情が自己の外に漏れ出たり外部に支配されていると体験されます。逆に自分が外部すべてを支配していると体験されることもあります。そこに被害的な妄想という思考の病理や，幻覚や敏感さ

表1　精神病の分類と精神分析の適応

精神分析の適応外の精神病
　器質性精神病，たとえば脳腫瘍，頭部外傷といった脳神経の器質性の障害を基底に置くもの
　中毒性精神病，たとえばアルコール多飲，シンナー吸引，麻薬・覚醒剤使用による脳神経障害に基づくもの
　症候性精神病，たとえば全身性エリテマトーデス，甲状腺機能亢進症といった身体病の症状のひとつとして出てくるもの

精神分析が対象とできる精神病
　統合失調症，非定型精神病，境界精神病
　躁うつ病，精神病性うつ病
　ヒステリー性精神病

といった知覚の病理，鈍麻や不適切な出現という感情の病理が認められます。

　精神医学的診断が私たちに告げているのは，精神病とは，その人の精神機能の根本がその存在を揺るがす変容をきたしているとのことです。それに対して，精神分析はどのようにアプローチできるのでしょうか。その検討に入る前にこころの在り方としての精神病を見ておく必要があります。その前に精神医学での精神病概念に戻り，ひとつ整理しておきたい点を述べます。

　精神医学でいう精神病には他にも，器質性精神病，中毒性精神病，症候性精神病があります。それぞれ，脳の器質的変性による精神病状態，たとえば脳腫瘍や頭部外傷に基づくものです。物質による中毒としての精神病状態，たとえば覚醒剤やアルコール，シンナーの濫用に基づきます。基底身体疾患の症状のひとつとして精神病状態を呈するもの，たとえば，かつての梅毒，今日では甲状腺疾患や全身性エリテマトーデス等に基づくものがあります。これら3原因による精神病状態は原疾患への身体医学的対処が不可欠であり，最優先の根本治療です。すなわち，精神分析の一義的な対象とは考えられません。

　ですから，これらの精神病は含まれていないことを念頭に置きながら，これからの記述を読んでいただくほうが望ましいのです。しかしながら，臨床の実際とはとても微妙なものであり，診断というものも微妙なものです。覚醒剤の既往や甲状腺疾患の存在と精神病状態が確実な因果関係として証明できる場合

もあれば、むしろ並存しているにすぎない、何かこころの問題が大きいように思えるときもあるものです。わかりきることの難しさに、ここでも出会います。

2．こころの在り方としての精神病状態

それでも私たちの臨床はこころにかかわるのですから、こころの在り方としての精神病を知ることが必要です。ここでは5つの観点から精神病の状態のこころを記載してみましょう。

- a．現実に対する知覚と吟味の能力の喪失
- b．心的苦痛の排除のための快感原則に基づく一次過程優位
- c．こころの脱統合・崩壊／解体・断片化への傾斜とその防衛修復過程
- d．こころの死、もしくは瀕死の状態
- e．内的体験の具体化

a．現実に対する知覚と吟味の能力の喪失

これは言い換えれば、空想と現実の混同であり空想優位であることです。

たとえば「部屋に誰かが入ってきて、私の物を扱って汚している」とある病者が言うとき、精神医学では被害"妄想"と見立てられます。それはその病者の主観では"現実"のできごとであり、客観的な視点から表現するなら病者の"空想"です。ちなみに、空想優位であることが健康なこころにもないわけではありません。たとえば、白日夢という日中にふける、周知の空想があります。しかし何かをきっかけに我に返ります。現実に対する知覚と吟味がすみやかに回復しますし、空想を空想として本人が認識します。しかしそれが起こらないことがあり、こうした是正されない病的空想を"妄想"と呼び、それを日常的に生み出す心的状態を「精神病」と呼ぶのです。

b．苦痛の排除のための快感原則に基づく一次過程優位

精神分析のメタ心理学ではこころの働き方を、快-苦痛原則に沿う一次（原初的）過程と、その後現実吟味を踏まえた、考えることが介在する現実原則に沿う二次過程の2種に分けています。前者、一次過程はこころの本能的動物的働きであり、ひとの無意識ではこの過程が優勢です。後者、考えることが介在する二次過程は、人間が集団化して作る社会構造で生きるために、生育の過程

で私たちが身に付けるものです。

　精神病では，健康人では優勢である二次過程思索が弱体化し，快感か苦痛かに左右される一次過程が優位に作動していると見られます。

　精神病状態のこころに見る一次過程の特徴は，その一次過程が快感の獲得，すなわちとり入れに使用されるより，苦痛の排出にもっぱら使われるところです。迫害的な幻覚や妄想はその典型です。苦痛をもたらす対象がこころから排泄され，しかしそれは，外界に戻ってきて脅かします。ただ慢性の統合失調症では長い時間をかけたこころの崩壊ゆえに，快感獲得のための一次過程の使用が始まり，その種の「お前は世界一の天才だ」と告げてくるといった快を与える幻覚や妄想が持たれます。

c．こころの脱統合・崩壊／解体・断片化への傾斜とその防衛修復過程

　精神病の状態の始まりは，さまざまな機能がつながっているこころがばらばらになっている事態と見られます。これまで理解できていた目の前のできごとが，見えているがわからない，説明できない大変なことが切迫している，自分が壊れる，この世が滅する，四肢がばらばらになる等，断片化し解体してしまうと体験されます。

　その体験に並行して他方，崩壊を防衛しよう，修復しようというこころの働きが起こり，ばらばらのものをつなごうと（快‐苦痛に即座に反応する一次過程作動が作動しているため，統合とは異なり，モザイク的な）凝集を試みます。両者の動きが錯綜します。それがやがて系統だった妄想という形態を作り，つぎはぎの新しい世界を想像することになるのです。フロイトの「シュレーバー症例」の回想録は，その代表例です。

d．こころの死，もしくは瀕死の状態

　こころを身体と同様，生命エネルギーに充ちている，生きているものと見ることができます。すなわち成長したり，柔軟かつ不規則に変化し活動するものです。そこには生命感といわれるある種の活動リズムがあります。そうしたとき，身体における癌が細胞の死，生命の停止という無動・無機を達成するのに等しく，精神病の核はこころの躍動する生命リズムを破壊し続け，「精神の荒廃」と呼ばれる，新たな知覚や思索，身体の動きは生まれることなく，こころの活動の単調なけいれんのような常同，単純反復や無機に変性していきます。こころの命が感じられません。まさにこころの死です。

e．内的体験の具体化

　健康なこころでは，外界現実のできごととこころの内にあることは，ひとまず区別されて体験されます。しかし精神病というこころでは，こころの内と外の識別がなくなります。こころの中ではことばや文字や抽象的なイメージといった象徴的な活動が具体的な体験感覚とともに味わわれているのですが，そうした象徴変換や象徴の活動が精神病のこころでは欠如し，すべてが具体的にそのまま起こっていることとして体験されます。こうしてもはや，こころの内と外である外界現実の区別はなくなってしまうのです。

3．精神病の感覚と不安——精神病の中核にあるもの

　ここまでに精神病状態を述べていて順序がいささか逆転しているようでもありますが，遅まきながら，ここでこころという見地からの精神病の中核に目を向けましょう。

　精神病という病態の核をなすものは妄想でも幻覚でもなければ，考想化声や思考伝播，思考吹入といった思考障害や自我障害でもありません。それは「こころの在り方としての精神病状態」のｃ．として述べたこころの解体であり，脱統合です。そして，それが知覚されている感覚です。

　その感覚とは，自分が内から壊れてしまう，ばらばらに霧散してしまうという圧倒してくる解体・崩壊の破局的知覚であり，不可避に根本的な何かがちがってきているとの受動的に体験される破局的変容感なのです。

　その不安とは，ことばでは表現できない"言いようのない破滅・解体の破局的不安"なのです。ビオンはのちにこの不安を，胎児期の「副視床恐怖」と表現しました。こころの高次レベルによってその恐怖が吟味されないときに人が抱く恐怖を，解剖学用語を使って述べてみたのです。

　この破局的解体に対応して，修復の動きが活発になるとき，内なる破壊力（破壊-攻撃欲動）が排出され対象に投影されます。それによって内からの崩壊の感覚や不安からは解放され，外部から破壊が迫ってくると体験され始めます。こうして，精神病で一般的に認められる迫害の知覚や不安に変わります。すなわち，痛みや性的感覚を感じさせられている，考えを抜き取られている，さまざまな悪意を向けられているとの不安です。ですから，これらの知覚や不安が表わされたときには，すでに精神病過程は不可逆的にかなり進展している

表2　精神病での不安の変遷

精神病の病期
極期　　　破局的解体（崩壊）の変容感・解体 - 破滅の不安
　　　　　　　　（言いようのない恐怖・副視床恐怖）
　　　　　　　　　　　　↓
急性期
慢性期　　　　　　　迫害不安
　　　　　　　　　　　　↓
　　　　　　　　　　抑うつ不安

ことを伝えています。

　健康なこころの発達では，こうして一度排出された破壊力（破壊 - 攻撃欲動）をもう一度自己の内部に取り戻す苦難の作業が続きます。それが抑うつ態勢での抑うつ不安の取り扱いとなるのです。みずからの破壊 - 攻撃欲動とその結果の喪失を受け入れるという"喪の過程での悲哀の仕事"（mourning work）と呼ばれる，こころの痛みにもちこたえるこころの作業です。

　しかしながら，精神病ではこの段階に進むことに極度に大きな困難があるのです。愛情も破壊性も，好ましい結末も悲惨な結果もみずからの責任にあると受容することができません。耐えられず，外部に破壊的な悪いものがあり，それが自分を苦しめると迫害の体験に，場合によっては破局的解体の体験に，たやすく戻ります。

　精神病のこころに心理療法家として私たちがどのような援助をしていくかが，この　連の不安に目を向けるとき見えてくるようです。

4．精神病のこころの機能

　上述した火急の破局的解体の感覚や不安に対処しようと，ひとのこころはどのようにかかわっていっているのでしょう。これから精神病のこころの機能をみてみます。

　私たち自身の日常でのこころの様子と精神病状態のそれがまったくちがっているようであることは，直観的には私たちも知っています。しかしそれを精密に知ることが精神病のこころを理解するには不可欠なのです。その精密な理解をなすには，私たちは体験をまとめるための何らかの概念モデルを持つことが

表3　精神病のこころの機能

a．パーソナリティの精神病部分の優勢
　　　　　精神病部分　＞　非精神病部分
　　　　　破壊的羨望・マイナスKの活動

b．心的機制の原始化
　　　　　具体化——こころの内の消失
　　　　　投影同一化の活性化と具体化——排出する，侵入される
　　　　　スプリッティングの活性化と具体化——断片化と粉砕化

c．思考と考えることの退化
　　　　　象徴機能の喪失・抽象思考の低下
　　　　　→具体思考（具体体験，もの自体，β要素）
　　　　　こころの体験（考えること，空想）と外界体験の識別の消失
　　　　　夢の消失
　　　　　（コンタクト・バリアー　⇒　ベータ・スクリーン）

d．精神機能とその連結への攻撃
　　　　　よい対象やそのつながりへの攻撃——破壊的羨望
　　　　　考える機能や思考への破壊的攻撃
　　　　　知覚器官やその他の機能との連結への攻撃
　　　　　攻撃による破壊後の修復的凝塊化

e．凝塊化された対象の出現
　　　　　奇怪な対象群
　　　　　＝断片化した現実対象　＋　排出された部分自己（とその諸機能）　＋　迫害的「超」自我痕跡　＋　具体化したもの自体（β要素）
　　　　　奇怪な対象世界の出現

f．幻覚症での変形
　　　　　同害報復的優勢（残忍な道徳的判断——超・超自我）
　　　　　外界の幻覚的変形
　　　　　'反転可能な展望' による意味の恣意的変形

必要です。ここではそれを使い，整理した形で述べてみます。

a．パーソナリティの精神病部分の優勢

　こころの臨床にかかわっている方にはわかりきったことですが，どんな精神病の破局状態，混乱状態にある人にも，現実を知る正気の部分（もしくは，健康部分）がわずかながらでも作動しています。また対照的に，どんな正気の

人にも精神病部分もあるのです。あらゆる人において，パーソナリティの精神病部分と非精神病部分（健康部分）は並存しています。

そして，精神病状態の人ではパーソナリティ（こころと言い換えられますが）の精神病部分が，パーソナリティの現実的で健康に機能する部分にはるかに優って活動しているのです。そのため，精神病部分がパーソナリティ全体を支配している様相を呈します。すなわち，精神病部分が圧倒的に優勢で猛威を振るっているとき，昏迷や緊張病状態，猛烈な精神の昂ぶり（精神運動興奮）という急性精神病，つまりあからさまに狂気の状態になります。

しかしもう一方の健康の部分が優勢なら，たとえばデイケアや援護寮で見られる，あるいは精神科開放病棟で入院生活を送っているが院内寛解といわれる，現実を踏まえて普通に考え振る舞っていると感じさせる「正気の精神病者」です。もちろん，これらの中間のとても幅広い病像を私たちは見ることができます。また，ある種の頑固な心気症や中核的摂食障害にみる，狂気は身体に押し込まれている「身体-精神病」という"部分精神病"です。

パーソナリティの精神病部分の特性は，死の本能に裏打ちされた破壊欲動の活性化です。その代表は破壊的羨望であり，－K（マイナスK）です。

前者，破壊的羨望は，病者にこころの栄養となるよいものをもたらしてくれるよい対象そのものやそれとのつながり，あるいはそれらを知覚する自己の諸機能の破壊です。その結果，病者を心配し世話しようとする人たちに敵対し，安らぎはどこにもなくなってしまいます。後者，－Kは，事実を知ることの破壊です。正気を取り戻させる事実は破壊され，妄想が信じられます。好奇心が万能空想や全知感を極度に強化し，「バベルの塔」に見る人類のように，自己の崩壊に向かう"愚かさ"と"傲慢さ"しかもたらさなくなります。

b．心的機制の原始化

精神病ではこころの働き方が原始的になります。こころの発達での最も早い時期に退行すると言うこともできるでしょう。

ひとつの大きな特徴は，文字や象徴を使う思考の抽象水準を維持できなくなることです。そのため，ものごとは具体的に体験されます。言い換えれば，考えや思いを自分のこころの内に抱くことができなくなり，外界での具体的なできごととしてそれらが体験されていきます。

たとえば，"誰か異性を好きになった"というこころの思いは，"その誰かと

結婚する"、"その誰かと性行為をおこなう"という具体的な行為となり、そして精神病では少なくない場合において、"その誰かが自分と結婚したがっていて、そのためいろいろなこと——たとえば、車で後をつけてくる、盗聴機で監視している、電波をかけてくる、通りすがりの人たちが「結婚しろ」と態度で示してくる、わからないうちにセックスされている、夜寝ている間に性器にいたずらをしてくる——をしてくる"と相手に投影されます。つまり相手が能動的にある行為をしてきて、当人は受身的に体験することになる具体的な行為という形をとります。みずからの性的興奮という感覚が最初にあり、そこに性的空想が発生するわけですが、そこに投影がなされ、被害的に具体化されたものです。性的興奮や性的空想はこころの内なるものですが、外界での性的具体行為に原始的に変容されています。

　もうひとつは、すでに述べていますように、投影とスプリッティング（分割）という機制がとても活発になります。これらも原始的に具体化した形で体験されます。ですから投影は、具体的にこころに在ることの排泄（前例での——性的興奮の迫害対象への排出）や（受身的に投影されていると体験されるときの）侵入（前例での——電波をかけてくる）として体験されますし、スプリッティングはより細かなたくさんの断片（対象群）（前例での——通りすがりの人たち、車でつけて来る人たち）を作ります。

　2，3の例を述べましょう。精神病のある女性による"夜寝ている間に、男性Aさんが性器にいたずらをしてくる。いやらしくてたまらない"との訴えを取りあげます。

　まず、本人の性的興奮や感覚は自分自身からスプリットされ排出され、ある人物に押し入れられています。"性器にいたずらをしてくる"というのは本人のこころでの性的な興奮感覚の具体化であり、それをある人物が強引に自分に感じさせているとの被害的体験です。"いやらしくてたまらない"とは、快の感覚が即座に破砕され排泄されていることですし、このとき本人が、"もともと自分には汚らしい性的感覚や興奮はない"というのであれば、その本人の興奮や感覚はある人物から強引に押し込まれている、つまり被‐侵入の体験です。みずからのとり入れではなく、相手（具体的な対象）から投影されているのです。

　統合失調症のある男性は、いろいろな場所で彼を取り囲むあらゆる人たちが

彼のことを,「くさい」と言ったり,それゆえの不快感を態度で威嚇的に示して遠ざかっていくと不安げに語りました。彼の性的興奮は,くさいにおいという具体的ではあるが見えないほどの粒子に粉砕され,さらに彼の攻撃性は不特定多数の人間にやはり分割され投影されていました。

　同じく統合失調症のある青年は"デジャ・ヴ(既視感)が起こる"と訴えました。よく聴きますと,それは何かかつて見たものがしばしば目の前に見えてくるという自生視覚体験であり,幻視とも言えるものでした。これは目を通した知覚物の排出という具体的な投影同一化の例です。この青年が,何かはっきりしない靄(もや)のようなものが見えるとも言いました。これは分割された断片がさらに粉砕状になっていて,それが排泄されていることです。見えないものの幻視ということもできるでしょう。

　外界のできごとがこのような体験にあふれているなら,原始的な大量のスプリッティングと投影同一化が起こっていることです。

c．思考・考えることの退化

　私たちが考えるときには,文字化されうる観念を使って考えることが大概でしょう。

　たとえば「空を飛ぶ白鳥をイメージしてください」と言うとき,空,飛ぶ,白鳥,イメージすると,すべて文字となることばを使っています。聞く側が,飛んでいる白鳥のイメージを浮かべるとしても,伝達はことば／文字を使ってなされています。すなわち抽象化されうる概念を活用して交流しているのです。

　これが精神病では異なってきます。すでに述べたように象徴機能が失われがちであるため,いわゆる具体思考になります。すでに述べた例を使うなら,"私の性欲は高まっている"との抽象思考にはならず,"誰かが性器にいたずらしてくる",あるいは"くさいと噂する"という外界の具体行為として認知されます。健康であるなら,こころという自分の内部で考えられることが,外側のできごとそのものとして体験されます。

　ですから発生している事態については,考えられるのではなく,行為で対処されることでしかなくなります。たとえば,いたずらされないよう,夜通し起きておくとか,部屋に鍵をたくさん付ける,あらゆる窓をガムテープで目張りするといった行為です。あるいは「くさい」と言われないよう香水をたくさん

使うとか，わきがや汗腺除去の形成手術を受けるという行為です。これは言わば，主体が思い浮かべる空想の現実化であり，つまり大量の具体的投影同一化に思考が変容してしまっていることなのです。そこで侵入や排出がなされています。

ここでは"性欲""高まる"といった考えられる概念や思考であったものが，身体の性器そのもの，部屋や鍵や香水といったものそのものとして扱われています。概念や思考がカントのいう「もの自体」，あるいは「ベータ要素」になっているとビオンが表現した事態です。思考がこのように具体的体験になってしまうことをビオンは，考えることの基となるアルファ機能というこころの働きが，精神病では逆転して作用し（アルファ機能の逆転），思考が退化するようになるためと考えました。

急性の精神病状態では夢を見ません。正確に言うなら，夢を見るというそれ独自な水準での考えること（視覚を含む表意文字水準の思考）と，普通に抽象的に考えること（表音文字を使って考えること）との区別がなくなってしまうのです。すでに，普通に抽象的に考えることは具体化しています。こうして，もはや3種の思考水準は渾然と混ざり合ってしまっています。

ですから，"病院地下室に死体がたくさん転がっている"という夢が，外的事実と本人が主張する，妄想として語られることで現実に漏れ出てきているとも言えれば，現実が夢になってしまうとも言える事態です。これらの思考水準を区別し，漏れないようにしている障壁が崩れてしまっています。これが，アルファ要素という考えられる思考の連結によって作られていた接触障壁（コンタクト・バリア）が，ベータ要素の凝集による粗雑なベータ幕（ベータ・スクリーン）になってしまったため起こる漏出なのです。

それだけではありません。精神病では昏迷の時のように考えられない事態や荒廃化したときの「がいこつ……いぬ……なきべきた(意味不明のことばの例)，あっち，あっち」といった「言葉のサラダ」が見られます。ここでは，考える機能や思考・概念の連結が破壊されているのです。

d．精神機能やその連結への攻撃

精神病水準のこころのもうひとつの特徴は，現実を認識させるこころの機能やその連結の破壊です。それが"裂かれた／schizoid"こころや在り方を築き上げるのです。

ここまでに破壊的羨望によるよい対象や対象との連結の破壊，そして考える機能や思考を破壊する連結への攻撃を述べましたが，このような破壊的攻撃が精神病状態ではそれら以外にも，さまざまな機能や機能間の連結に向けられます。

　知覚器官は，外界現実をそのまま認識させます。そのことは万能空想（妄想）とは異なる現実がもたらす事実に必随する有限性を受け入れる苦痛を感じさせることになります。快感原則に則っている精神病のこころは，現実の有限性を代表する，人生に必発する分離や喪失という喪の過程に生じるこの抑うつ的なこころの痛みに耐えられません。ゆえに知覚器官に憎しみが向けられ，破壊的攻撃がなされます。

　ある統合失調症の女性は，見るものが揺らいで見えてあまりに気持ち悪いので目が開けられない，と訴えました。別の男性は激しい眼瞼痙攣が頻発し，目が開けられなくなりました。別のある女性はわんわんというひどい耳鳴りとにぎやかな音楽が聴こえて，周囲の話を聴き取ることが困難でした。

　また知覚機能と考える機能や運動機能との間の正常な連結も憎しみや羨望によって破壊されます。その結果，正常な連結が破壊された後にその拙速な修復として快感原則に従った再連結がなされたため，凝塊化が起こります（ちなみに，ここでまず破壊にまつわる喪失への悲哀の仕事，すなわち喪の過程に進むのが健康な発達です）。それが精神病での認知の障害や振る舞いの奇異さや独特なぎこちなさを生み出します。

　老化を受け入れられないある年配女性は，小さな虫が衣服にいっぱい付いていることに気がつきました。これこそが肌のかゆみの原因であると彼女にははっきりとわかったのです。そこで彼女は一日中そのたくさんの虫取りに熱中しました。家族がそれは服にできた毛玉であると言ってもまったく受け付けず，周囲の人たちをいらいらさせるその奇妙な行為は続きました。

　疾病を否認しているある統合失調症の女性は，片足を妙に高く挙げてしか歩けなくなりました。神経内科を受診しましたが，神経学的異常は見つかりません。しかし彼女はこの歩行障害が以前に服用した向精神薬のせいであると確信しました。そして攻撃が以前の精神科主治医に向きました。

　さらにとても奇妙であったり不気味であったりする体系化された妄想を産み出します。精神病の慢性化したときの諸特徴や「人格水準の低下」と言われて

いる病態はここに起源を持っています。ある年配の統合失調症の男性は入院している病棟内の自分のベッドに座ってほとんど動きませんでした。彼はひげを長く伸ばし，昔話の神様のような雰囲気を醸し出していました。ときどき手を合わせて腕を上げ下げする奇怪な動作でお祈りのようにふるまい，何か意味の取れないことばを発していました。彼の人生での行為は，食事をそこですること，排泄すること，促されてしぶしぶ風呂に入ること以外は，それだけでした。

e．凝塊化された対象の出現

こうして妄想世界という奇怪な対象たちが跋扈する世界が，精神病の人によって創生されるのです。それらは「殺すぞ」と脅かしながら外をうろうろしている殺人鬼たちであったり，絶えず指令を電波で送ってくる最高裁判所の幹部たちであったり，からだに埋め込まれてしまっている，痛みを引き起こしたり命令をしてくる不可解な機械であったり，向こうの部屋の窓から監視しているたくさんの共産党員であったりします。あるいは「死ね」とか「ばか」とか語りかけ続けていつも苦しめてくる正体がよくわからない男女のペアであったりもします。

この奇怪な対象群はあきらかな特徴を持っています。具体的な迫害的対象であり，具体的な行為でかかわってくることです。ゆえに，声が聞こえる，姿が見える，触れるといった感覚で知覚される幻覚対象でもあります。

もう少しくわしく述べますと，奇怪な対象たちとは，部分対象や部分自己が快－苦痛原則に沿って凝塊化したものなのです。断片化した現実部分対象（たとえば，最高裁判所の幹部，共産党員など）と，排出された自己（たとえば，話す，触れる，考えるといった諸機能を含む部分自己)，加えて"死ね"，"殺すぞ"，"バカ"，"きちがい"といった残忍極まりない非難を浴びせる迫害的「超」自我痕跡，思考できず扱うしかない具体化したもの自体（ベータ要素）の集合によって成っているのです。

このように奇怪な対象や幻覚対象とは，パーソナリティの精神病部分によって攻撃され破壊された後に喪失の喪の過程に進展せず，性急な修復をめざして凝集された具体的な生産物であることはおわかりになったと思います。

f．幻覚症での変形

精神病の状態では妄想－分裂態勢思考が支配しているため，あらゆる関係が

形骸化した残忍な道徳判断（超‐超自我）に基づいた優劣でのみとらえられてしまいます。競争で勝つか負けるかであり，そこに同害報復があります。その関係性を，外界での現実であるとするための幻覚的な変形が引き起こされます。すなわち感覚受容器官の働きを逆転させ，内なるイメージの外界への排出をおこないます。こうして幻覚がもたらされます。また，羨望に基づいた'反転可能な展望'が導入されます。つまり誰かが言っていることの本来の意味は無視され，まったく異なる視点，それが形骸化した残忍な道徳という視点ですが，その視点からの独断的な自己流解釈が導入されます。

　統合失調症のある男性は，面接のたびに女性治療者を攻撃していました。彼は誇大的で多弁でした。そうしたあるセッションで治療者はやがて退職することを伝えました。すると彼は一旦神妙な顔つきになり，残された時間の大切さを語りました。けれどもすぐに治療者を見て笑い出し，「赤ちゃんみたいだ」と嘲るように言い出しました。そしてさらに優越感を感じながら「そうそう，あなたは赤ちゃん。しっかりしてください」と彼は語りました。しかし，別れに彼こそが無力な赤ちゃんのように自分自身を感じていることを治療者が解釈していったところ，彼は否定しましたが，帰りには「赤ちゃん，赤ちゃん」とつぶやきながら退出しました。

　ここには別れ／対象喪失という事態への無力感の出現とその無力感の具体像である「赤ちゃん」が治療者に向けて排出され，権力的上下が逆転された関係が固定化される試みがあります。

　"幻覚症での変形"は，私たちが統合失調症での認知の障害ととらえていることの一部は，精神病性の心的機能の積極的な活用による現実の変容であり，幻覚的な方法によるものであるということを示しています。

　ここまで，精神病のこころでは，どのような世界にどのような機能が働いているかを整理して述べてみました。これらについての充分な理解があってはじめて，精神病の人たちのこころに触れていくことができるのです。

II　精神病水準の関係性

　精神病の人たちが築く関係性の特徴は，すでに述べてきた中にも描写されて

います。その特徴は，こうした精神分析の一領域からの見方以外にも，もちろんさまざまな視点から見ることができます。精神医学の歴史そのものが，精神病を理解しようとする膨大な努力の歴史とさえ言えるほどです。そしてその努力は今日も続けられています。

しかしながらここでは，精神分析および精神分析的心理療法の臨床実践に根差した視点から，精神病にみられる関係性を見ていくことが何より有用と思います。そこでは当然ながら，転移と逆転移，および両者の連動がどのようにあるかが実践に有用かつ切実な視点です。まず転移から始めます。

1．転　　移
a．転移の種類——用語的分類

精神病の分析的治療においては，独自な転移が発生してきます。それを総称として「精神病性転移」と呼んでいます。それがどのようなものかについてのくわしい解説はこれから述べていきますが，精神病の転移は広くは「自己愛転移」の範疇に入ります。自己愛転移とは，自他の識別が失われている，自己の延長として他者（対象）がとらえられている転移関係にあるときです。自己愛転移は精神病とは限らず，たとえばパーソナリティ障害や心気症といった人たちでも普段に生じます。

また精神病の転移は妄想性思考に染められた，つまり強力な原始的投影同一化に浸潤された「妄想性転移」でもあります。妄想性転移もまた，精神病とは限らず，パーソナリティ障害やヒステリーでもときに見られます。

ちなみに，「転移性精神病」という用語がありますが，これはもともと精神病以外の疾患と見立てられている人たちが，精神分析治療の過程で精神病状態を呈したときを指しています。ですからそれは，転移として起こってきた精神病を表わしています。そのため関係性という視点から見るなら，それは精神病性転移の性質を内包しています。

そこで精神病性転移はどのようかに目を向けてみます。

b．精神病性転移の性質

ひとつのケース・ヴィネットを示すことで，この転移の特徴を描き出してみましょう。〈　〉でくくっている部分が精神病性転移の特性を示しています。

まず，転移の〈**突然の形成と急激な濃密化**〉があります。それは，ちょっとしたことがきっかけになります。

　あるとき私は都合で──この都合というのは，たまたま屋外の工事があっており，その作業で窓に人影が出没するわずらわしさをなくすためでした──面接室のいつもはいくらか開けているカーテンを，そのとき閉めていました。

　入室するなりすぐに，そのことに精神病のある30代の女性は気がついたのです。彼女はそのことには一切触れず，連想を続けながら，どこか不機嫌なようすを見せ続けていました。前回のセッションでは私との間での安らいだ気持ちを語っていましたので，私にはその不機嫌なようすに合点がいきませんでしたが，彼女の話にそのままついていっていました。10分ほど過ぎたとき，突然彼女は，私が彼女を分析から締め出そうとしている，ひどいじゃないかと涙と怒りの混じった声で訴え始めました。今日，面接室に入ったときすぐにカーテンが閉められていることに気がついた。それでこの部屋が彼女のための部屋ではなく，他の誰かのために用意されていることだとわかった，と言いました。

　それから彼女は急に黙り込み，「もう，いいんです」とつぶやくように言いました。また沈黙した後，感情の昂ぶりを抑えられないように「私は先生に拒絶されています」，「私が嫌いなんでしょう。わかりました。もう，来ません」と訴えます。彼女は起き上がって座り込み，私に口をはさませない勢いで涙をぬぐいながら怒り続けました。彼女はすっかりとりみだしていました。

　ひとつの外的変化をきっかけとして突然に，強烈な陰性転移が発生し，あっという間に感情も情緒的接触も濃厚なものとなり，話題はそれ一色となりました。

　そこに次の特徴である〈**強烈な破壊的情緒の突出**〉がありました。すなわち，激しい怒り，強い被害感，ひどい怯えが私に向けられました。すばやい攻撃によって，前回の面接で築き上げられていた生産的なふたりの陽性の連結は脆くも崩れています──〈**連結への攻撃**〉です。とりみだすという情緒の混乱も起こりました。情緒的距離は一挙に縮まり，私は陰性の感情を全身に浴びせかけられるようでした。著しい接近において，私の言動はすべて被害的な意味を持って彼女にかかわりあることでしかなくなっています。彼女が思うままに，私はふるまっているかのようです。同時に，私も怒ったり怯えているかのようで

した。ふたりの〈関係性は混同されやすい〉ものになってしまい，ふたりの〈境界は消失〉していました。

「もう，いいんです」と，彼女が黙った後つぶやくように言うとき，彼女が遙か彼方にいるかのように，突然瞬時にふっと距離が取られることがありました。そして，それらの破壊的感情は私に〈強力に投影〉され，私が彼女に怒り狂っていると見られました。それは，私が彼女を憎んでいて，それで彼女を拒絶したと言語化されました。

もはや他の情緒はすっかり消え去り，私たちは憎しみあっているだけの間がらであるかのように，私たちの〈関係の狭小化〉が生じました。

このセッションでは，彼女の私に拒絶され放り出される怯えと憎しみへの私の理解を伝える解釈によって，彼女は少しの安心と強い迫害不安を揺れ動きましたが，陰性転移の〈表層的動揺とともに頑固な持続〉があり，カーテンにまつわるこの話題は繰り返され，陰性感情は半年ほど続きました。経過の中で徐々に陽性の感情も出現してきましたが，感情はチャンネルが切り替わるように入れ替わり，陰性と陽性の両感情を同時に味わうという〈アンビバレンスは保持不能〉でした。

実はこの陰性転移は，私への恋愛性の転移が穏やかに展開していたところに突然生じたものでした。つまり，性欲動が高まってきていたのですが，そのことが急速に混乱するほどに彼女の（結果としての迫害的な）不安を高めたのです。すなわち，そこには〈性欲動に攻撃欲動が混入〉したことが見てとれました。その後の連想から判明したことですが，私が別の女性と親しくする一方，彼女を排除しているという，エディプス状況を背景に置いた彼女の確信が加わっていました。

やがてセッション中に，誰かが面接室の中で話しているという幻覚が生じるとの〈具体化〉が発生しました。彼女には，それが聞こえるだけでなく見えているのであり，実際彼女は部屋を見回し，一カ所を見つめ，隣の部屋までも見えていることを言いました。閉じられたカーテンを見たこともそうですが，幻視もまた〈視覚要素が肥大化〉していることを示していました。

もはやひとつのセッション，さらには一連のセッションに展開する，無意識的なナレイティヴ（物語性）という転移の〈夢思考水準の物語性の消失〉が認められ，拒絶をめぐる〈断片的関係が再生〉されているにすぎないのでした。

表4　精神病性転移の特徴

　　突然の形成と急激な濃密化
　　強烈な破壊的衝動の突出
　　連結への攻撃
　　関係性の混同——境界の消失
　　強力な投影
　　関係の狭小化
　　表層的動揺と頑固な持続
　　アンビバレンスの保持不能
　　性欲動と攻撃欲動の混入
　　具体化
　　視覚要素の肥大化
　　夢思考水準の物語性の消失
　　断片的関係の再生

　〈　〉でくくった特性から，非精神病性の転移との違いを感じられたでしょうか。非精神病性の転移には，どこか夢体験のようなところがあります。夢を生きているような感じです。しかし精神病性の転移には，そのような解離や残遺や余白の感覚といった微妙に幻想的なニュアンスはありません。生の激しいものが突然に上から降ってくるような，あるいは，スクリーンを突き破って飛び出してくるような感覚が湧いてきます。

　ここであえて精神病性転移をもっと絞って模式的に示すなら，体験の具体化，唐突さとぎこちなさ，場違いな攻撃や被害の感情の強烈さ，転移展開の物語性の消失があげられるかと思います。

　そして，この転移を私たちがそのまま体験すること，すなわち転移にからめとられることは，必然的に独特な逆転移の体験を私たちがしていくこととなります。

2．逆転移

　精神病というこころに出会っているとき，私たちの中にはその体験に特異なさまざまな感情や考えが浮かんできます。それらが転移に出会った私たちのこころの反応，すなわち，精神病性の逆転移です。

表5　逆転移の起源

1. **病者の転移（物）への反応**
   a．面接者の病的逆転移（面接者の病理の出現）
   b．面接者の健全な対応
2. **病者の転移（物）の侵入**
   a．侵入（物）との面接者の同化（逆同一化）
   b．侵入（物）の面接者の知覚

a．逆転移の起源

　逆転移は，その起源から性質を分けることができます。ここでコンテイナー／コンテインド・モデルを活用すると理解しやすくなります。私たちのこころは，病者の転移性の思考や感情というコンテインドを包むコンテイナーと位置づけられるでしょう。

　転移が分析空間に持ち込まれたとき，そのコンテインドに私たちのこころは対応します。それには，二通りがあります。ひとつは，転移されている思考や感情にコンテイナーである私たちのこころが反応する事態です。たとえば，病者の語る迫害妄想性の思考にさらされている私たちのこころに不気味な恐怖感が浮かぶのは，コンテイナーとしての私たちのこころの反応のひとつです。しかし，ここにさらに二つの性質があることを認識しておかねばなりません。

　ひとつは，私たち面接者自身の病的反応（狭義の逆転移）です。前述の迫害妄想にさらされた面接者自身が，聴き続けていると自分も自分がわからなくなって家族を殺傷したりしないかと考え，その恐怖に浸ってしまうのはこの例です。みずからの発狂不安という「病的逆転移」に支配されているのです。一方，同じ場面でも不気味な恐怖を感じた後に，このような恐怖が生まれる世界に住む病者も家族もひどく苦しいだろうと思うなら，それは健全な反応と言えます。私たちのこころが恐怖を包んで，それを吟味できた上でみずからの感情を認知しています。モネー・カイルの言う保護する親的な「正常な逆転移」です。

　私たちは，この逆転移での治療を妨げるものとなる前者を，みずからの病理としてきちんと認識しなければなりません。そうしないと逆転移の発狂不安から，病者との関係を遠ざけ切ろうとしたり，あるいは過度に積極的に，すなわち妄想を改善させようと侵入的に入り込むことになりやすいからです。そして

後者の正常な逆転移は，理解を進めるものとして活用してよいのです。

　もうひとつはコンテインドにコンテイナーが同化してしまい，コンテインドである病者の感情や思考そのものを体験する事態です（「侵入物との逆-同一化」）。とても体格がよく暴力的な統合失調症男性との精神分析で私は，ある時期急に，出口が患者側一カ所にしかない面接室の中でこの男性に刺し殺されるのではないかとの強い恐怖に襲われるようになりました。私はしばらくこの恐怖感を私の中で味わっていましたが，どうにもしっくりこない不合理なものであることと思い至りました。そうして彼をあらためて見直すと，彼が前屈みで胸を抑えた印象的な姿勢を取ることに気づきました。彼に私が，刺し殺される恐怖を彼が抱いていることを解釈したところ，彼はただちに肯定しました。ここで私が抱いた思考と恐怖は，彼の感情，コンテインドそのものだったのです。そしてどこかしっくりこない不合理な感情という投げ入れられたコンテインドへのコンテイナーとしての私のこころの反応（「侵入物の知覚」）に，やがて私は気づくことができました。ここでもこのように二種の反応が生じます。

　ここに挙げた私たちの逆転移の4つの起源を私たちが慎重に識別していくことが，精神分析過程をより滑らかに進展させるために必要なことは述べるまでもありません。私たちは私たち自身の妨害物でありたくありませんし，私たち自身を活用したいのですから，そうした作業のきっかけをつかむことがここでできるのです。

b．精神病での逆転移感情や思考の実際

　精神病者と出会っているときに特有な逆転移の幾つかをこれから述べていきましょう。転移のところで描いたヴィネットをこころに留めながら読まれると，その気持ちを思い描きやすいかもしれません。ここでも逆転移の特性を〈　〉でくくって示します。

　逆転移の特徴のひとつは，〈違和感〉です。何か居心地よくなくずれている感じです。その病者の語るところに耳を傾け，その思いを私たちの気持ちに重ねて推し量かり，それを介した交流を進めていこうとしていても，きちんと触れておらず，どこか噛み合っていない感覚が私たちの中に生じます。それは，ずれているというより，はずれている（ずれ，かつ離れている）との感じと表現するほうが正確かもしれません。それは，この何か奇異な「はずれている感じ」を無視して，普通に交流しているかのようにしておきたいという私たちの

表6　特徴的な逆転移

違和感──ずれ，別な次元の世界という空想
　　　　不気味さ，強い恐怖，退屈さ
考えることの麻痺，混乱──考えられない，まとまらない，困惑
自己の連続感の喪失，自己内のオリエンテーションの消失──自分がわからない，困惑
正気の自己を捜す──戦慄の恐怖，激しい怒り
ふれあい感──しんみりとした悲しみ，寂しさ，つらさ
万能的自己愛への反応，愛情剥奪の孤独感──怒り，憎しみ，悲しみ，寂しさ

気持ちをかきたてることも少なくありません。こうして何事もなかったかのようにふたりは交流していくかもしれません。

　この感覚の極端な形は，その病者は自分とは何かまったく〈別な次元の世界に棲んでいる〉という，一緒に居ながら位相の異なる別の世界にいる視覚的な空想が浮かぶことです。それはときには，感じや空想より先に強い感情として，〈不気味さ〉，〈強い恐怖〉，〈退屈さ〉が突然に湧き上がってくることがあります。そしてそこには，内省してみるなら，考えられなくなっている，考えようがわからなくなっているという"考えることの停滞"が付随しているものです。

　これらの逆転移性の空想や感情が私たちに浮かぶときはたいてい，病者の持ち込んでいる転移に私たちがまだからめとられていない，もしくは意識的にか無意識的にか，私たちが転移から距離を置いているときです。

　精神病での転移は突然に濃密になったり希薄になりますから，分析過程の初期だけでなく，その後の経過中でもこれらの逆転移感覚や空想が，折りにふれ湧いてきます。これらの性質の逆転移をあらためて体験しているのなら，それは転移がまだ私たちが把握していない新しい性質や動きを持ち始めているのかもしれないという視点をもたらします。精神病性転移は極端な激しい動きを突発的に露わにすると受け取られがちですが，動きの予兆はあるものです。その予兆をつかむヒントが，これらの逆転移性の感触にあるのです。

　私たちが精神病性の転移についていけているとき，あるいは転移にからめとられているときに体験される逆転移性の感覚や思考には，次のような形態があります。

〈考えることがわからなくなる〉という"考えることの麻痺"です。転移にまったく呑み込まれてしまっているときに，考えることの麻痺が生じます。考えることの麻痺は，前述した"考えることの停滞"とは異なり，考えの糸口さえわからないという，自然におこなっていたはずの考えることがわからなくなっています。あるいは，〈いろいろな観念が浮かぶがどう考えていいのかわからない〉，「頭の中がどうにもまとまらない」という"考えることの混乱"が生じます。この場合は，かなり深刻な事態です。私たちの考える機能だけでなく，知覚機能も麻痺もしくは混乱しているときなのです。

この考えられないというときは，病者の連続性を失った活発な精神病性の思考過程に私たちがすっぽりと呑み込まれてしまっているときであり，そのため私たち自身の健康な思索する自己部分が私たちにとって行方不明になっている，どこにあるのかわからなくなっているときです。そのときには，病者は彼／彼女流に狂気を整然と正しく語っているかのように感じられたりするものです。その一方，私たち自身は拠り所を失くして〈強い困惑〉を感じます。これはまた，私たちに精神病性の思考や感情についていく内的な準備がなされていないときにより生じやすいものです。その原因には，臨床経験の不足，何らかによる治療者の心身の不調が多く見られます。

このとき，私たちの中に〈正気の自己部分を捜す〉というこころの動きが生じてくることがあります。筋の通った"正常な"考えや感覚につかまろうとするものです。極端なときには，"正常な"考えにしがみつかないと，自分はもとに戻れなくなってしまうという〈戦慄の恐怖〉を感じます。逆に〈激しい怒り〉が湧き上がったりします。ここには私たち自身が破滅‐解体の不安に襲われそうにある感覚が動いています。これは私たち自身のこころが，考えることの麻痺や混乱に持ちこたえられなくなっているその兆しを伝えています。

ですから，このときには持ちこたえがたくなっている理由がどこにあるのか，私たち自身の不安——たとえば，精神病恐怖——にあるのか，病者の転移の特性——たとえば，内的世界の断片化が進んでいる，病者の精神病部分が著しく活発である等——にあるのかを見定めなければなりません。後者の場合，これらの逆転移感覚は，精神病性転移の特性のひとつである，強力な投影によってふたりの関係が著しく狭小化していることへの反応でありえます。

それまでの治療過程の展開，各分析セッション，さらにはひとつのセッショ

ン内でも，病者の話題や感情の動き，そしてみずからの感覚体験が途切れているように感じられることがあります。このときには，私たちの内側に一時的な"自己の連続感の喪失"や"自己内のオリエンテーションの消失"があります。両者は，時間的・空間的に連続しているとの自己感覚が危うくなっている事態が，おもに外的なこととの関係性で感じられているか（この場合が，連続感の消失です），自己内の体験として感じられているかという違いなのです。

その極端なものが，時間的・空間的に自分がどこにいるのかわからないという感覚です。〈**自分がわからない**〉とは，自分のもともとの考えや感じ，感情がわからなくなる，自分がどんな人間なのかがわからなくなるという感覚です。これも「考えられなくなる」ときと同様に，解体の感覚の体験ですから，内的危機のひとつです。ですから，〈**強烈な不安や怯え**〉を感じます。

しかしこの内的危機の体験に何とか持ちこたえるなら，病者の激しい不安への共感的な理解が進むとともに，その感覚からの回復していく過程の体験によってもたらされる，おそらく治療者自身にとってそれまで未知であったであろうことを経験する貴重な意義を持つのです。職種が何であれ，悪化した精神病にある人とおだやかな交流が維持できる治療者はこの経験を生き抜いた人なのです。

ここまでは逆転移での齟齬の感覚を述べてみました。これらは不安や怖れ，怯えという感情の連鎖を私たちの中に引き起こしがちなものです。この感情が私たちに精神病への畏怖を抱かせ，遠ざかりたい気持ちにさせるのです。しかしながら，それらの感情とは異なった感情を引き起こす逆転移体験があります。

そのひとつは，逆転移での〈**ふれあっているとの感覚**〉です。私たちの中に，〈**悲哀や慈しみ**〉の感情が自然に湧き上がってくるときがあります。

病者の語ることやその様子に，悲しみや寂しさ，苦しみが実感されるときです。そのような〈**しんみりとした感情**〉を私たちが言語化して病者と分ち合っているとき，そこに病者の体温が感じられるこころのつながりが感じられます。"触れあい"の感覚です。そして，それは大抵，病者の正気に確かに触れているという，穏やかな光明を見た感覚と重なることがあるものです。このとき，私たちは精神病の世界に共に棲まざるをえなくなっているのではなく，非精神病の精神分析で体験することと同じものを体験している〈**安堵**〉を感じるとき

さえあります。

このときに必要な注意は，私たちの逆転移性の悲哀的な共感の方に引っ張られすぎないことです。それは，治療者だけが抑うつ態勢路線を先走りしてしまうことになります。私たちは悲哀に浸れるとしても，病者は悲哀の感情に浸っていることがかなり難しいこと（抑うつ不安の保持困難）を私たちが認識しておく必要があるのです。先走りの結果は，一転して逆に，迫害の感覚を増強してしまうことをもたらします。あくまで病者の抑うつ性の感情についていくことが大切なのです。

もうひとつ，私たちのこころに，〈怒りや憎しみ，嫌悪，寂しさ〉をふと感じるときがあります。これは，明らかに私たちのこころが病者の世界に反応しているものです。それは，私たちの愛情飢餓感から発生している感情でしょう。私たちがおだやかな愛情を向けるという関係の持ち方を長く続けているにもかかわらず，病者は万能的に誇大で自己愛的であり続け，私たちは羨望を向けられ，迫害者として扱われ，ふたりの関係での孤独を味わい続けています。長く続くそれは，私たちに愛情が向けられない，欠乏しているという愛情の剥奪の〈孤独感〉を感じさせます。それが，逆転移の中の憎しみ，怒り，嫌悪，寂しさとして湧き上がってくるのです。

この感覚やそれに伴なう空想にも持ちこたえる必要があります。なぜなら，この逆転移感覚の底にある愛情剥奪の孤独感は，病者自身の感覚でありうるからです。私たちは特別な迫害者として病者から迫害され続けているのなら，それがまさに病者自身の体験感覚であるからです。

示してきましたように，逆転移はまず自分自身が知覚することが何より大事です。しかしそれに留まることなく，それを転移の文脈に置いて味わうことが，分析が有意味なものに進展していくために大切なのです。

Ⅲ　精神病への精神分析療法と精神分析的心理療法

精神病そのものやその関係性の特質についての理解が深まった上で，精神分析的なアプローチ，すなわち精神分析や精神分析的心理療法が進められることになります。その治療構造や技法をこれから述べていきましょう。その特性を大胆に述べるなら，分析の対象が精神病であることへの配慮は十分にしておく

表7　精神病への精神分析的心理療法の要点

治療構造と治療環境の準備
急速に展開する転移・投影のコンテインメント
逆転移の活用
異なるパーソナリティ部分への働きかけ
転移の解釈

のですが，精神分析という方法の基本は変わりません。

1．治療構造と治療環境
a．治療構造
1）外的構造

精神分析的面接をおこなうための治療構造には，外的な構造と内的なそれがあります。

外的な治療構造としては，精神病の場合も伝統的な精神分析治療セッティングを用います。すなわち1セッションを50分間とし，カウチを使用し，面接者が背後に位置する背面法です。しかし，病者の希望に沿う場合や治療者の感覚的な選択として，対面法を選ぶことも可能です。この構造に伴う問題点は後述します。

1週間のセッションの頻度は，できるだけ多い回数が望まれます。例としては古くなりますが，著書『精神病状態』（1965）でロゼンフェルド，H.は週6日の精神分析セッションを精神病の分析には必要な設定として実践していました。ちなみに英国での標準は週に5日のセッションです。このセッション頻度については，精神病性転移の〈突然の形成と急激な濃密化〉という点から理解されるでしょう。肌理の細かい理解と連続した対応が必要なのです。

精神分析的心理療法を実践する場合には，やはり多いセッション頻度が求められます。週に3～4回と多いに越したことはありません。週に1回の場合は，面接する側にかなりの不全感を伴いますし，病者も連続性を維持するのが難しいと体験します。週に複数回の面接を持つ場合は，それが週の一部，たとえば月，火，水に集まるのではなく，ほどよい間隔，たとえば月，水，金といったように，分散するようにします。それは連続性の保持と，次のセッションまで

の時間が空きすぎないための工夫です。

　精神分析の歴史の中で，精神病の精神分析にはさまざまなパラメーターが導入されました。1セッションを70分間や90分間にすること（やはり，ロゼンフェルド, H.），対面法でおこなうことなどです。しかし私が思うには，精神病の分析においてこそ，面接者は逆転移を治療的に活用するためにも，自由にもの想いにふけるこころの余地が必要です。そのためには，対面法というお互いの動きが常に意識される関係は不向きです。またより長い面接時間の提供の場合は，退行の動きが野放しにならないよう繊細な感知が絶えず求められますし，その感知する力は時間が長いほど適切な維持が難しいものです。ですから外的治療構造の基準は，伝統的な精神分析的セッティングに置かれるべきでしょう。

　　2）内的構造

　このセッティングにおいて，病者は自由連想を勧められます。それに対応する面接者の内的な構造は，すなわち心的な姿勢は，中立性であり，受身性であり，分析の隠れ身，禁欲というやはり精神分析でのオーソドックスなものです。なぜなら，精神分析は癒しや訓練，教育を施すものではなく，病者の自己理解を深めるためにあり，それに適う面接者の在り方が望ましいからです。それは対象が精神病であるからこそ，分析技法を有効に活用するためにも維持されるべきなのです。

　中立性の枠を越えて面接者が積極的に陽性感情を表明したり，自己開示をおこなうことは，表面的なかかわりに終始する治療ではありうることでしょう。けれども，深いかかわりをなそうとする精神分析的なアプローチでは，それが病者に空想（妄想）と現実の混乱を招きやすいことを認識していなければなりません。

　　b．治療環境

　精神分析や精神分析的心理療法をおこなうための治療環境については細かな配慮が求められます。それは精神病では，現実検討能力や現実対処機能が突然そして極端に落ちてしまうことがあるため，またそのことと連動する過度に激しい感情興奮や衝動行為の勃発があるため，そうしたときにすばやい保護的対応ができるよう環境を安全な形に整えておくことが必要だからです。

　まず病者が定期的に診察を受ける精神科主治医が確保されている必要があり

ます。

　心理士が分析的面接をおこなう場合には不可欠ですが，医師がおこなう場合も薬物処方とマネージメントを担う主治医があらかじめ確保されることが望まれます。これは言い換えれば，症状水準の変化に敏速かつ適宜に現実対処してくれる管理医を得ておくことです。

　また面接室は，面接の間に安易に他者が出入りすることがなく，部屋の外の物音がたやすく侵入してこない堅固な建物構造が望ましいものです。全体として静かな環境の内にその面接室が設定されるべきです。

　加えて室内の内装や備品は，にぎやか過ぎず，ほぼ変化が持ち込まれない質素で恒常的な風景に保たれることが望ましいものです。これらはすべて，不要に病者の被害感を高めないための配慮です。さらに面接室には不要な危険物――尖ったものや壊れやすいもの，振り回したときに凶器になりかねないもの等――は置かないようにしておくことです。つまり安全な環境であるべきです。

　病者の生活環境全般も考慮されねばなりません。

　不要な刺激を与えすぎない穏やかな保護的環境が家族によって家庭に保持されればよいのですが，そうでない場合には病者の生活全般に対して家族の理解ある援助が確保されるよう働きかけることも，分析治療を開始する前に準備しておくこととして大切な配慮です。その際に心理療法をおこなうことへの理解を家族から得られるよう働きかけることも忘れないようにしたいものです。

　保護的生活環境の安定や安全の度合いが充分でない場合には，看護師やソーシャルワーカーの定期的な訪問やデイケアの活用といった専門職による支持的援助の提供も環境の安定度を向上させます。さらに好ましい環境の確保が難しい場合は，入院によって病棟という環境を活用することもある時期，あってよいことです。

　大事なことは，精神病の精神分析や精神分析的心理療法では，その治療セッティングそのものとその中で交流する二人が安全にコンテインされる環境が用意されていることから，その治療が始められるのだとのことを知っておくことです。

2．急速な転移の展開と投影のコンテインメント

　転移を理解し，今ここでどのように取り上げていくかが分析治療の中核をなすことは精神病を対象にした場合も変わりません。それについては後に述べますが，それに際して注意しておくべきこともあります。転移分析が維持できる関係性を保つことです。

　述べてきましたように精神病性の転移は，対象関係の早まった突然の形成と急激な濃密化，表層的動揺と頑固な持続という特徴を持っています。言い換えれば，分析セッションの中で突然のように生じる，急激に膨張する感情を含んだ狭小化する具体的な対象関係の強力な投影です。ですから連想の展開，情緒の動き，転移の進展を，こと細かに観察しておくことが欠かせません。他例との臨床経験で得た展開と類似したダイナミクスが展開するだろうとの先入観に頼ってはなりません。突発した激しい感情の高ぶりから急性混乱への道は，急降下の一直線です。

　そこで重要なことのひとつは，とりわけ精神分析的心理療法の場合は，転移の急激過ぎる進展を防ぐことです。そのためには面接者は病者が分析セッション内に持ち込む，言い換えれば，面接室内に投影し排出する感情や考え，空想をできるだけ穏やかにコンテインしておくようにします。面接者がこの穏やかなコンテイナーとして機能することには，じっくりと耳を傾け病者の思いを受け入れながらも，精神病的に歪んだ知覚や被害的な考えについては，それを否定することなく，かつ能動的に共感しすぎることなく，肯定的に私たちの中にそのまま置いておくようにかかわることです。このとき面接者がうなずくばかりで何も語らないのは，病者の万能空想を刺激し，激しい感情の突然の勃発につながりやすいことは認識されておかねばなりません。面接者は言語的介入をほどよくおこなうことを心がけることです。

　たとえば被害感に満ちた話でも充分聴いた後に，「そうですね。そのこと（——実際は，そのことと言うより実際の語られた内容を言う方がよいのです——）にあなたは，今も大変苦しんでいますね。……とても難しいことを，あなたは体験してこられています。……今あなたの話を聴きながら，私にその難しさが感じられます」，あるいは，「そうでしたね。……そのように，あなたが苦しんでこられていますね」と，ゆっくりと穏やかに余韻を残して伝える接し方があります。

とくに精神分析的心理療法で週に1, 2回の頻度の分析セッションしか持たれていないときには，そのセッションは何とか暴発に至らず終えられたとしても，次のセッションまでの数日の間に急性精神病性の破綻が生じてしまうことがありえます。投影や排出が，感情が昂ぶっていくままに続くと，投影がどんどん加速され，転移の展開が異常な早さになりかねません。ですからこの事態を考慮して，転移展開の速度をほどほどのペースにスローダウンさせましょう。

その方法としては，病者の連想が迫害感を軸に狭小化していくときには，対象関係を広げる介入が有意義です。つまり話題になっている外的対象関係に含まれるわき道の対象や関係に，きっかけをとらえて入っていくのです。あるいは，そのときの病者の被害感情とは異なる感情を補足することも有用です。また，そのときの今という状況を踏まえて，面接者との今ここでの関係に引きつけて，面接者への陽性転移と陰性転移のほどよいバランスを取っていく介入をすることです。

私たちは病者の投影のコンテイナーになるのですが，その際すっかり一体化するような聴き方，話し方にならず，微妙に心的距離が間に確保されているコンテインメントになることなのです。それには，「あなたが……」「私には……」といったように主体を明確に示す言葉づかいをすることが役立ちます。

特に恋愛転移の取り扱いは重要です。それはそもそも恋愛感情は強烈な情緒であることが第一の理由です。次に精神病においては，具体化が生じやすいので，恋愛感情は性愛感覚になりやすく，それはさらに性愛行為として感じられるようになります。それに加えて，精神病の場合には，リビディナルな欲動が破壊欲動と混ざってしまっているため，激しい昂ぶりへと進展します。もうひとつ，ここに加わるのは，具体的な性愛行為の感覚は原光景体験につながるため，早期エディプス状況の対象関係である結合両親像との投影同一化が過度に生じることです。その結果は，昏迷に至るような激しい昂ぶりに突如進んでしまうのです。このため恋愛転移が生じてきたと感じられ始めたときには，もっとも注意深く対応し，やはりその展開の適度なスローダウンを図ることをこころがけます。また面接者は，恋愛転移は本来陰性転移の防衛という側面を持っていることを忘れないようにしないといけません。すると，ここにも陽性転移と陰性転移のほどよいバランスを保つという視点が有用なことがわかると思い

ます。
　このような過度な投影や排出，実質的な陰性転移に面接者が持ちこたえてコンテインしていることができるとき，乳児的な依存，すなわち乳児と母親という対象関係という健康な依存関係が，雲の間の晴れ間が少しずつ広がってくるように，面接室の中に姿を見せ始めます。
　ここでも面接者は急ぎすぎず，乳児‐母親（この母親は部分対象であり，くつろぎというこころの栄養を与えてくれるよい乳房です）関係での充足やくつろぎを病者が自分のペースで味わっていく流れを尊重します。これは最初のうちははかなく消えてしまいやすいものですが，繰り返される出現に適切に応じて，この依存体験がじっくり積み重ねられるのがよいのです。これが乳児の自己部分を含む非精神病の自己を徐々に豊かにし，私たちへの信頼と安心を高めていくのです。内なる平和を育むのです。そしてそれによる現実認識の高まりが，非精神病の人たちの分析で出会うような抑うつ態勢に見られる喪失での悲哀の仕事へと誘っていくのです。
　しかしながら精神病性の転移は，あっさりと引いたかのように見えたとしてもそうではなく，病者の内に確実に残存しています。ですから面接者にとっては思いもよらないときに，急突出してくることが繰り返しあるものです。けれども乳児転移が重ねられますと，精神病性転移の皮相性と依存性という病理面がよく見えてくるようになり，その動きが面接者に読み取りやすくなってくるのです。

3．逆転移の活用

　述べてきましたように精神病の精神分析的治療では，面接者が他では稀な激しい投影の対象になることがひとつの特徴です。そのため面接者自身の持つ，転移のコンテイナー，投影物のコンテイナーという側面を普段から意識しておくことが大切です。それは，コンテイナーとしての逆転移感覚の敏感な意識化に貢献してくれます。
　繰り返しになりますがここで大事なことは，逆転移を意識化するとしても，まず第一に，それが面接者自身の病理，つまり私たち自身の病理からのものである可能性を十分検討することです。あなたは怯えやすい人かもしれませんし，女性（あるいは，男性）に陰性感情を持ちやすい人かもしれません。それらの

感情や考えが，今のそのクライエントとの関係を歪めていないかをまず見入るべきです。

次には，逆転移での感情や考えのみで結論に至るのではなく——とくに，面接者みずからの逆転移にある感情や考えを病者から投影されたものととらえて，それをそのまま解釈するなら，それは最悪です——，意識化される逆転移の感覚や思考をそのときまでに理解されている転移とつなぎ，あるいは理解されている転移を逆転移とつなぐ試みが大切なのです。この転移と逆転移の関係こそが，病者の内的世界での自己と対象の関係の性質を明瞭に示してくれるのです。そこから生まれてくる見解が，もっとも生きた病者のこころの理解につながります。

そうした逆転移を吟味しながらのコンテイナーとしてのこころの基本的な在り方は，もの想い（reverie）と呼ばれる，乳児にかかわる母親の，愛情を含みながらもとらわれのない受容的なこころの在り方でしょう。みずからの記憶（過去のものとなっている考えや感情）や欲望（未来に向けた期待や予測）にとらわれず，自由に想いを漂わせて，病者／乳児が求めるときに穏やかな注意を向け，やわらかにつながるこころです。

それが，病者によって言語化される発言内容ばかりではなく，そこに並存している非言語性の多々あるコミュニケーションを理解していくという重要な機能をもたらしてくれます。

精神病の理解に不可欠なことは，彼らが持ち込む空気を細やかに読む，微妙な空気感，雰囲気を味わうことでありましょう。それらは逆転移での非言語的感覚——それは私たちの中ではなんとか言語化されねばなりませんが——として感じられるものです。この感受性をどのように生かせるかが，分析的治療の要なのです。

4．異なるパーソナリティ部分への働きかけ

精神病の精神分析や精神分析的心理療法に欠かせない大事な視点が，その人がいつでも，精神病の部分と非精神病の部分（健康な部分）の両方をそのこころの内に持っていることの認識です。

ですから分析過程では病者との交流において，常時，彼／彼女の精神病部分と非精神病部分を識別していきながら，状況に応じてそれぞれに向けた解釈を

おこなうことが試みられます。言い換えれば，狂気が優勢なときは，その人の中に，もしくはそれが投影されている私たち自身の中に，正気の在り処を探ります。他方，正気が優勢のときは，表舞台には見えない狂気部分の在り処を同じように探ります。そして，そのどちらに話しかけるかを，そのときそこで随時選択していくのです。

　精神病的自己の存在に病者が気づく，いわゆる「病識」「病感」というもの，つまり現実検討の機能が働いて達成されるものは，非精神病部分が成し遂げる重要な認識であり知覚です。これらの「病識」「病感」をひとつの拠りどころにして私たちは非精神病部分と手をつなぐようにするのですが，そのためにはもう一方の精神病部分とのコミュニケーションを確実にしつづけていることが欠かせません。

　精神病部分とのコミュニケーションでは，精神病部分の体験そのもの，なかでも面接者との間での体験を私たちが言語化しようとすることが必要です。なぜならそれが最もヴィヴィットにその病者の精神病体験の細かな性質を教えてくれるからです。そして，その体験がどんな感情をもたらしているかも解釈し，病者からの反応を味わいます。こうして精神病部分の体験をより正確に理解した上で，私たちがそれを非精神病部分に伝えることができますし，この言語的介入によって，非精神病部分は分裂排除されてしまっているそれを認識することができます。次に，非精神病部分が感じたり考えたりしていることを解釈し反応を得ながら，それらを二人で分ち合います。

5．転移の解釈

　この章で述べているのは精神分析のアプローチですから，介入技法の中核は転移解釈です。その技法的特徴は，治療者は中立の位置から，関係性に力点を置いた転移解釈をおこなうことです。

　そこでは病者の感情や思考，欲動を取り上げますが，それらはあくまでふたりの関係の中でのそれとして扱うことです。病者の中だけにあるものとしての感情や欲動，思考が強調されて解釈されますと，病者はそれを具体的なものとしてこころにあるものと体験し，次にはそれらの感情や考えを面接者こそが破壊的に強引に病者の中に具体的に押し込んでいると迫害的に体験しやすいのです。

精神分析一般において私たちが解釈をする場合，それはどんな問題や病気の人を相手しているとしても，その人の抱える不安が解釈のひとつのフォーカスになります。精神病の場合，当然ながら，面接者との間で体験されている迫害不安や破滅‐解体の不安が解釈の対象になりやすいのです。そしてそれは必要なことです。しかしその一方，述べてきたように正気の自己が表わす抑うつ不安も見られます。この抑うつ不安の出現を見逃さず解釈することも大切です。
　しかしもし私たちが病者の精神病の部分に触れていないなら，微妙な迫害不安を見過ごして，抑うつ不安として解釈するというあやまちも犯しかねません。そうしてしまうなら，私たち面接者と病者の精神病の部分との乖離はさらに大きくなってしまいます。ですから，治療関係で今そこにある不安の性質をより正確に見定めることは極めて重要なことなのです。
　次にどの水準の不安を解釈するかという問題があります。こころの最も深いところにある不安か，そうではなく表在するところからか。根深い不安か，浅い不安かとか，量的に大きい不安か，少な目の不安かというように言い換えられるかもしれません。ここでのポイントは，そのときもっとも生々しい不安をターゲットにするということです。その生々しい不安を高める解釈をするか，下げる解釈をするかはもうひとつの大事な判断が求められるところです。これは分析過程の展開状況，治療者のコンテイニング能力，病者の自我機能の力量を総合して判断されるところでしょう。
　精神病性転移を解釈するには，言語性の交流だけに耳を傾けていることでは十分ではありません。すでに述べましたように，五感を活用して非言語的な関係性が現れる空気や雰囲気を読み，それを含めた解釈がなされる必要があります。たとえば比較的多いのは，その病者が私たちに語りかけているように話はしていても，実は幻覚対象に話しかけていることがあります。あるいは，面接室の中で病者が，治療者と幻覚対象という二者ともに語りかけているときがあります。それはその場の空気を読むことから把握できることなのです。
　転移を解釈するときの基本のひとつですが，精神病性転移，妄想性転移の解釈はそうした性質のものであるゆえに，その陽性面と陰性面の両者を偏りすぎないようほどよいバランスを考慮しながらおこなうことがやはりここでも望まれます。
　そのとき，充分にことばを連ねて解釈することが大切です。つまり「不思議

だね?!」「それで，いいですね」といったようなひとつ，ふたつの単語による紋切り型の発言をするのではなく，きちんとした主語と述語から成るまとまりある文章で伝えることです。これ，それ，ここといった指示代名詞をできるだけ使わず，きちんと事を描写しこまかく説明する，誤解をできるだけ引き起こさないように確実にことばを連ねる必要があります。そして，すでに述べましたが，「あなたが……を私に……」といったように主体を明瞭にし，自他がきちんと判別されている表現が有用です。このことは，精神病における解釈では断片化しやすい思考を連結させるのが，求められる必要な役割であることを含蓄しています。

　このとき比喩（直喩・隠喩）の使用は慎重であらねばなりません。なぜなら，精神病では象徴機能が障害されていますから，肝心な比喩の含みのところで聴き取られず，比喩のことばがそのまま具体的なもの自体に取られてしまうためです。それは確実に陰性の被害感を高めます。

　まとめると，病者が私たちの解釈を迫害的に受け止めないように，また破綻した連結をつなぐように，解釈の文章は主語を含んで細かに構成すること，ことばを選ぶことはあらゆる解釈の投与においても考慮されるべきことです。

　ところで私たちの普段の解釈の言語は，機能言語です。たとえば，"充たされている"，"交流している"と言うのは，働き方を表している機能言語です。機能言語は抽象的な表現が多いのが特徴です。一方，これを器官言語，あるいは部分対象的身体言語で述べると，"お乳をたっぷり飲んで，お腹一杯になっている"，"お母さんの懐に暖かく抱っこされている"と前者は表現できますし，後者は"おっぱいを口に含んでいる"，"性器でくっついている"と表現できます。このように器官言語，身体言語は具体的なものです。

　精神病への解釈においても，機能言語による解釈が今日では一般的なものです。しかしときとして，器官言語を使用することで深い感情交流が進展することがあります。まさに乳児と母親の関係の具体的な再現というインパクトがそこに生じます。しかし，安易に器官言語を使うことは具体性をそのまま受け取られて，被害的な陰性感情を強化することにつながりやすいものです。ここにも充分な配慮が必要です。

6．その他の介入技法

明確化，直面化と呼ばれている精神分析の言語介入技法があります。

前者はあいまいな形でしか病者が語っていないものを，ことばを加えたり補足して，明瞭な表現で言い換えることです。後者，直面化は病者によって意識的無意識的に避けられているものに，意識的に向かい合うように働きかける言語介入です。

これらの技法は，面接者と病者の言語交流のずれを防ぎ，（心的，外的）事実を両者が明瞭に認識することに有用です。ですから，必要に応じて使用される介入技法です。だが気をつけなければならないことは，これらの介入，とくに直面化の介入を面接者が行うときのことばの湿り具合，トーン，リズムによっては，それらの介入が面接者からの攻撃と被害的に受け止められかねないことです。私たちは全体対象であるひとりの人としてかかわっていることを忘れないようにしましょう。

その他の言語的介入には，保証（安心づけ，元気づけ），指示，暗示（示唆），説得，教育（説教，解説）などがあります。

これらはいずれも，一面的な内容を面接者からの一方的な表現として伝えることです。ですから，それは受け取る側にそれを求める心性が確実に準備されているのなら，とてもよい交流になります。しかしそうでないときには，不信を招いたり高めたりすることになりやすいものです。

もうひとつ，これらの介入を考えたときにとりわけ考慮しておかなければならないことは，普段に私たちがふたつのパーソナリティ部分とコミュニケートしていることです。これらの指示や保証や説得に非精神病部分は素直に耳を傾けるかもしれませんが，精神病部分は迫害や侵入と受け止め，激しく拒絶し，私たちを憎むかもしれません。逆もまた真なりです。

私たちがこれらの精神病というこころに留意しているなら，こうした一面的で一方的な性質の発言は控えめにすべきであることを知っているでしょう。しかしこれらの発言が病者から強く求められ，それに応じてしまうことも少なくありません。その場合には，私たちの発言が病者にどのように受け取られているかを，私たちの介入の後の病者の言動に細かく注意を払うことでつかみ，ときにより必要な修正を後に試みることが重要になります。

Ⅳ　おわりに

　精神病への精神分析的アプローチは多くの時間と労力，さらには周囲の人たちの多大な協力を必要とします。しかしながらその達成は，ほかではなしえない，病者，治療者の両者の内面に実り豊かなものであることは確かなことです。その確かなことを分ち合いたいと思う治療者に，ここに著したことがわずかでも有益であることを願っています。

謝辞　臨床描写を提供された西見奈子氏に感謝します。

文　　献

Bion, W. R. (1967) Second Thoughts ― Selected Papers on Psycho-Analysis. Heinemann，London.（松木邦裕監訳，中川慎一郎訳：再考：精神病の精神分析論．金剛出版, 2007.）
松木邦裕（2000）精神病というこころ．新曜社．
Rosenfeld, H. (1965) Psychotic States ― A Psychoanalytical Approach. (Reprints: Maresfield, London, 1984)

第 2 部
治療の実際

第2章 統合失調症者との治療的コミュニケーションの試み

東中園聡

東中園論文の紹介――松木邦裕

　本論文は，精神病への精神分析的心理療法を実践し，その可能性を追求し続けている東中園氏による啓蒙的視点を加味した論考です。ロゼンフェルドとビオンの精神病理解に，'存在への畏敬'という彼独自の実存的人間観が加味され，精神病者への接近が真摯に試みられます。そこでは精神病へのアプローチでは治療者に，「治すこと」をめざす治療観から「精神病部分に対しての感じ方を変え，生き方を変える」治療観へと治療観のパラダイム転換をなすことの重要性が説かれます。

　とても重篤で精神の荒廃さえうかがえる慢性の統合失調症女性に共感していこうと，みずからのこころも大きく揺さぶられながらも治療者が解釈を通して真に共感し，病者の生きる痛みを分ち合おうとする姿勢は読者のこころに何かを感じさせないではおかないでしょう。他の臨床論文でも気づかれますように，精神病の分析臨床では逆転移に目を向け，それを消化し，病者理解に活用していくことが不可欠です。病者の深い悲しみに触れ続けようとするその困難な作業での実際のやりとり，さらには治療者の想いが生々しく描かれています。意欲ある臨床家は，そこに多くを学ぶでしょう。

　ややもすると省略されてしまいかねない治療環境の重要さをきちんと押さえているところに，この論文のもうひとつの意義があります。患者と治療者のコミュニケーションを抱える環境としての管理医や病院スタッフの存在の大切さやカンファレンスの寄与です。私たちが精神分析的アプローチを実践していくときに忘れものにしてはならない事柄です。

> 肉体と精神は病むことがあるが，魂が病むことはない。
>
> ──V.E. フランクル

I　はじめに

　この論文においてある統合失調症者との治療的コミュニケーションについて提示をしたい。そこにおいても随時解説を加えるが，その前にそこで交わされているやりとりを文字としてではなく，その実態をなるべく共有していただくために，ここに私がこれまでの精神病性疾患の諸事例等との実践から醸成してきた知見についてまとめておきたい。

　それは，本書の総説やその著書において松木氏が著述していることに私が学び賛同しているという前提で，そこに私という個性が追記することである。

II　統合失調症者が体験している主要な心の痛み

　統合失調症者のパーソナリティの精神病部分にふれるにあたって，そこにある幻覚‐妄想状態の本体は精神病性不安であり，そこにある迫害不安，そしてその根源として破滅‐解体不安を察知し共感することがその対話の実態である。破滅‐解体不安として語られる瞬間を決して見逃さずに，共感で包み言葉を交わすことが最も治療的であると私は考えるので，常に迫害不安への共感から心を離してはならない。これは，不安への共感という視点なく病者が展開する幻覚や妄想についてのやりとりをする一般診察での会話──ややもすると押し問答という共感とは正反対の交流になりかねない──とは全く性質が異なることを強調したい。神経症者の語りに孕まれている情緒を汲む姿勢と同じく，幻覚‐妄想という氷山の一角にではなく，精神病性不安という情動にこそ共感せねば，精神分析的心理療法の試みは有害なやりとりになりかねない。この姿勢は妄想型の統合失調症者に対してのみではない。欠陥状態にあるとみなされている多くを語らない統合失調症者においても，この共感の姿勢のままにシュヴィングを真似て共に居続けたところ，私の前では雄弁な妄想型のような展開をするようになった事例が複数あった。よき聞き手がいれば語りは始まる。

　この見解以上に，私が強調したいことは，統合失調症者のパーソナリティの

健康な部分にふれるにあたって、それは病状の軽快というよろこばしい展開という側面だけではなく、健康な部分が内的ないし外的な現実に直面して、'抑うつの痛み'と呼ばれる絶望を体験することになることを意味する。二重見当識にあってわりと安定している病者が（我々からすると）ささいな現実に直面したことに耐え得ず、再燃してしまう姿にこれがみられる。'乳房の不在'に耐え得ないと表現されるところである。つまり、体験される絶望は破局的変化とみなされ瞬時にして破滅 - 解体不安に連動してしまうことによっている。狂うことによって防衛せざるを得ない痛々しさ。より例えてみると、ターミナルケアの場面で発せられる「こんな私に生きている意味があるのですか？」という問いの前に我々は居続けることができるであろうか。精神病者のこころにふれようとする者には、分割にふれる勇気ばかりではなく、その分割が防衛している絶望にもふれる覚悟が要る。

Ⅲ 私ではなく、なぜあなたが？

ビオンが醸成した'記憶なく、欲望なく、理解なく'という智恵は、単なる戒めではない。我々にとって精神病者が展開する荒海のなかで、病者の健康な部分と手を携えて泳ぎきるために必要不可欠な泳ぎの奥義の一つである。精神分析が'快≒リビドー'を暗黙のうちに良しとしてきた理論上の盲点でもあろうが、病者とのやりとりにおいて、我々のうちに体験する'不快'な情動には注意を払うことに我々は慣れてはいるが、'快'に属するものには我々はなかなか違和感を抱きにくい。……これには、'有能さ'、'熱意'、'向学心'といった免罪を隠れ蓑に、通常は無自覚となって我々のいわば背中の後ろに隠れているろ。が、しっかりと我々の信念として我々を操作している。躁的防衛とか躁的ポジションと言えようか。このわずかなつぶやきに我々は気づけるだろうか。例えば、'有能さ'に固執するとき、我々は我々の先人見に力点をおき、現実を都合のいいように歪曲したり、先人見に合う部分しかみなかったりする。この闇に先のビオンの智恵は光を照らす。

そして私が痛感してきたのは、熱意に隠れている「優位」という闇である。これは私の解釈に病者がNOと返答した瞬間に私を駆り立てる。病者の抵抗とか防衛とか陰性転移とか私が考えている間に、この闇は巣食っている。その実

態は「私の方が知っている」「私の方がわかっている」という，病者とのつながりを見失って支配しようとするものであり，私がふれそこなっているという事実に他ならない。さらに，向学心からの「欲得」となると，NOを言う病者に「俺の言うことを聞け」と私のこころはつぶやいている。また，解釈が届いたうれしさが「やったー」とつぶやき，次の瞬間に病者がすでに異なるテーマを提出したことに私は気づけず，陰性転移が連動するところとなった。

こういった，'ふれそこない'は神経症者とのセッションであれば大事にはならず，その後に修正しうるものかもしれない。しかしながら，精神病者とのセッションにあっては，ささいな'ふれそこない'は，予想外の陰性転移等の病状の悪化や継続の危機になりかねない。'O'に至る道からの脱線を意味する。優秀さや熱意や向学心の名目に巣食い，私を背後から操作している闇に自覚的になるために，「私ではなく，なぜあなたが？」という言葉の響きが私を覚醒させてくれる。

Ⅳ 人間観，治療観

このことを説明するために，ここで，私が精神病者との治療実践において言語化してきた，人間観と治療観について記述する。これはけっして額縁の道徳ではない。私の実践に対してしばしば向けられてきた，「統合失調症に精神療法？ 何の意味があるの？」という現在の精神科医療という業界が無自覚に支配されている業に対峙するために必要不可欠な前置きである。

我々人間は，生まれ，そしていつか死を迎える。また，この人生の道程において，（どの学者のどの表現でもよいのだが，フランクルの表現を借りると）人は自らの生きている意味を見い出そうとする。ここまでは，病者においても我々治療者においても平等なものである。しかし，それぞれの人生の道のりにおいて背負う条件はそれぞれに独自なものである。病もまた条件の一つであり，統合失調症者は統合失調症という病を条件にしてその人生の道のりを歩んでいる。そして治療者も個別に条件を背負い生きている。病者にとって，病は病者そのものではなく，パーソナリティの健康な部分と精神病部分とは峻別しうるものである。「私ではなく，なぜあなたが？」という問いは，船上から浮き輪を投げる関係から，飛び込んで共に荒海を泳ぐ関係へと導く。病者の精神病部

分はこの問いかけの前にすでに相対化されて，海というフィールドへと化している。ここに，我々の眼は開かれ，病を条件に人生の道のりを歩んでいる病者への'存在への畏敬'の念が注がれる。そして，ここで発する治療者からの解釈は，同苦同悲からのものであり，妄想‐分裂ポジションや躁的ポジションではない。また，この関係性は，病者の病を我々の技能や熱意によって塗り潰そうとする，盲目な姿勢をも排除する。

V　臨床素材

1．病歴と精神世界

　私が非常勤医師として勤務した単科の精神科病院において，Aとの出会いが始まった。

　Aは44歳の女性，入院して10年が経過した統合失調症者であった。そのX病院においては，かねてから精神分析的理解に基づいたケースカンファレンスが，院長，看護部長，非常勤医師，心理士，看護師等の有志が参加して継続されており，私はそこに勤務する以前から参加しており，前任の非常勤医師Bが担当していたAについても議論されていた。私は，前任の非常勤医師に代わって勤務することになり，Aについては院長が管理医，私が心理療法担当医になった。

　Aには高齢になった両親と，複数の同胞がいた。同胞の一人の弟は同病のため他院に通院中であった。古いカルテの生活史と病歴の情報は乏しかった。もともと周りに気を遣い自分を主張しない性格，とあった。短大在学中の20歳の時に，日頃から通っていた教会のガラスを割り，理由を問われると「町中に自分の噂が広がっている」「隠しカメラがある」等を語り，道ゆく車に被害妄想を抱いて怒鳴った。これ以降，近隣の大学病院精神科に入院と通院を繰り返した。30代半ばに幻覚‐妄想状態から母親に暴力を振るい，大学病院の主治医の転勤に伴ってX病院に紹介入院になっていた。いつの頃からかは不明であるが，Aの妄想は体系化され，それに合致する幻聴もあった。

　Aは自らを徳川家の末裔の姫であると確信していた。何兆円もの財産があり，X病院の職員の給与もそれから「与えている」と主張した。この誇大妄想上の自己に関わりをもつ誇大妄想上の対象が複数存在していた。そのうちで最も重要な位置にみなされていたのが男性職員Cであり，皇族の御曹司でAと結婚す

る予定であるとされていた。さらに、転勤した大学病院の主治医と前任医師Bは東京の有名大学病院の学長と教授であり、Aの転入院を準備していると布置されていた。また、被害妄想の系譜としては、徳川家を滅ぼした天皇家が最も「汚い」とされ、天皇および天皇家を誹謗していた。そして現実にAの世話をしている看護師や医師等もAの財産や身体を狙っている「けがらわしい！」存在とされていた。また、これらの全体と関連することとして、自分の頭のなかに'機械'があり、考えることが世の中に伝わって影響を与えてしまうので困ると苦悩し、この機械を取ってくれるのもCであると認識されていた。

家族については、現実の父親と母親は偽物であり、「財産を狙い、売春をさせる」とみなされ、「徳川家の本当の父親は潔く自害した」、引き離された本当の母親は「藤原家の血を引く」と血統妄想が展開されていた。さらに、自宅は売春宿であり、別に本当の豪邸がある、そして、「精神病で凶悪」なのは（自分ではなく）弟であるとされていた。

また、迫害性は自己から対象への方向性も付け加えられていて、罪業妄想として「私が考えるとすぐに影響がでてしまうから困る。ビクビクしてます。○○地震もそうだった。○○も——」とも語っていた。

私は、精神病者が展開している精神病世界の全景を、共感によって把握し得た感覚が生じるまで、対決を生じることになろう解釈はしないことにしている。誇大的な対象群、誇大的な自己、迫害的な対象群、迫害的な自己、そしてこれらの最も中心的な構成力動になっているであろう迫害不安への共感、陰性症状ないし欠陥状態との関連、衰弱しているであろう健康な自己はどこに見え隠れしているのか……。つまり、展開されている精神病世界の全体をコンテインする。このプロセスによってのみでも、精神病世界の誇大性が減じられる、つまり迫害不安がやや減じられることも事例によっては経験した。Aにおいても、これらをイメージしつつ共感していると、孤立無縁のAがそこにいると感じられた。誇大的対象もあまりに祭り上げられていて本当のつながりではない。良いものも悪いものも、心のなかから出ていってしまい何ら内在化されていない……。

前任の非常勤医師Bも、Aの語りを熱心に聞いていた。しかし、共感がついていかず、Aがまくしたてる妄想に対して、「本当は自分の現実がとても惨めなのではないか？　それでそんな考えにはまってるのではないか」と問い、A

は「はい……」と返答したようであったが，数日後に吸い殻入れの水を飲み，再び強固な妄想世界を展開していた。

2．治療展開

治療構造は週1回50分の対面とした。場所は病棟の診察室を使用し，隔離室に入室中は隔離室にて実施した。これは当初，自分が主張する妄想の正当性を認め揺るがすことのない人物に私を仕立てようとする動機にみえた。しかし，下記するように，Aの迫害不安ないし破滅 - 解体不安にふれる展開のなかで，「わかってもらえる関係」とAが体験して行ったことがこの間柄を継続させたものと思う。神経症者と同様の動機である。もちろん，疾患の特性上，病識のなさや精神病性陰性転移等によって関係が揺れることはしばしばであったが，病棟スタッフの援助によって対話の場は維持し得た。

下記の記述において，＃はセッションの回数を意味し，「　」はAの発言であり，〈　〉は私の発言を表わしている。

a．対話のはじまり

病状の全体をコンテインするために，一見受容的な姿勢で接している経過にあっても，転移が生じることが垣間見えた。それをそれとして認識しやりとりすることが対話の距離に入り込むことになる。精神病性転移が向けられてくることは，こちらが差し出した手を握り返してくれることであり，大切な対話の入り口になる。

先に記したように，この事例は院内の多職種が参加してのカンファレンスに提出していたので，そのほとんどのセッションの記録が詳しく残っている。事例との心理療法もチャレンジングな試みであったが，同時に，病院全体で検討し共有するという抱える環境作りもチャレンジングであった。以下は本書の性質上，セッションの全体に流れるストーリーに沿って記載する。展開には次のようなストーリーがある。

①まず，迫害不安が主力動である精神病部分による精神病性転移とそれとの治療的コミュニケーション。
②そして，それによる破滅 - 解体不安の露呈とそのコンテイニング。
③そして，現実感覚が少し蘇るという展開。
④そしてまた，この好転に精神病部分が反撃する精神病性転移，つまり①の再

現という繰り返しである。この繰り返しのなかで，スパイラルアップして，Aの精神病性不安は徐々に減じられ，現実感が徐々に回復する。

b．第1幕

#1からAはその精神病世界を盛んに話し私に紹介した。#2にはすでに介入してよさそうな陰性転移がみられた。話の途中で「何か眠くて」と言い，「せっかくですが東京で待ってくださるB先生のところに行きます」と語った。私は〈眠気が僕と話をすることを邪魔してますね〉と陰性感情に声をかけ，〈そう考えてしまうくらい，B先生との別れが悲しかったんですね〉と具体思考に水をさした。Aはこの腰が引けていないやりとりを少々びっくりして喜び，それでも情緒的なふれあいは回避／具体化して「知的レベルが合う」と返答した。そして#3には「二人きりにするなんて失礼です！」と入室せず，その週末に外泊に迎えにきた父親に「帰ると父親と弟にレイプされる！」と興奮した。ふれあいは性愛化され，そして直ちに迫害不安にさらされていた。そして#5ではうつろな顔をして，「私と天皇様は何の関係もありません。Cさんとも赤の他人です」と妄想をひっこめふれあいを拒み，続いて亜昏迷状態を呈した。

#7にはストレートに私を攻撃してきた。「ここの人たちはひどい！　あの手この手で私の財産を狙ってきます！　東京に行けば学長も教授も私を待ってます！　どうしたらいいですか！　これに答えられないと医師として失格です！」「さっき，私に舌出したでしょ！　よく私にそんなことできますね！」と睨みつけて怒鳴った。私はゾーッとしつつもそこにある迫害不安に焦点化することを要にして，〈〜狙っていると感じておられる〉と具体思考を解釈し，〈自分がそうだと思っているだけであって，本当はそういうことはないのではないかという考えもあなたのなかに〜〉と健康なパーソナリティ部分を惹起しようともしたが，Aは「狙ってるんです！」，また「本当のことはわかってます！」と反論した。続けて私も〈2つの気持ちがあると葛藤するから，一方の気持ちを追い出してしまったんですね？〉と問うと，眼を座らせて「幻聴が『先生をぶん殴れ』と言いました」と返してきた（長年の経過から幻聴のことをA自身でも「幻聴」と呼んでいた）。それでも私がやりとりを続けるとAは「私が死んだら世の中おしまいですよォ！」と咳いた。それは断固とした私からのアプローチへの拒絶であると同時に，（名状しがたい恐怖／世界没落感と名称される）解体した心性にあることを私に悲痛にメッセージしているとも受

け取れた。この数日後に私は夢をみた。細切れの断片のような，つながりのない，ストーリーにならない，いずれも不気味なたくさんの夢があったようだった。とても疲弊したが，コンテインしていると思うとつながりが嬉しくもあった。

　それからAは話が滅裂で筋が通らなくなり，続いて興奮状態になって看護師に怒鳴り叩きかかって隔離室にはいった。#10は隔離室でのセッションだった。「もう天皇様どころではない！　アメリカに売り飛ばされる！　円と株が暴落して日本はとんでもないことになる！」とひきつって訴え続けた。私は散り散りで不気味な夢の体験を想起しつつ，Aの〈どうにかなりそうな不安〉として汲み，そのとてつもない不安のままに世界を体験してしまっていることを解釈した。Aは私の話に頷きつつも「やっぱり恐い！　一人にしないで！」「７日目はキリストの安息日！」と訴え，私はそれを〈一週間待つ恐さ〉と汲んだが，Aは次週までに破滅‐解体の具体化を恐がった。

　非常勤であった私は，（私自身も）Aを会えない間に一人捨て置いてしまっていると本当に心配した。けれども，私が不在の間は，院長やスタッフがしっかりとAを隔離室で世話していた。Aは徐々に落ち着いた。

　#12においてAはにっこりして，「先生はB先生の依頼で東京の大学病院からやってきた森田療法の先生であることがわかりました。東京の先生はちょっと馴染みにくかったけど，もう大丈夫です」と語った（森田療法は前医の専門の一つであり，Aの語りは痛々しかった）。

c．第２幕

　Aにとって私がその精神病性不安をコンテインする者であることはしっかり体験されたようであった。私からの，迫害不安にさらされているゆえであろうことを汲みつつの，投影同一化・具体思考・健康なパーソナリティ部分へのアプローチによって，徐々に防衛は緩み，破滅‐解体不安の姿になり，コンテイニングすることを私に求める展開になった。

　#21頃から女性看護師に対して，「足が痛い。ポンドルビーください。ポンドルビーも知らんの！　知らんの！　知らんの！」「シャンプー飲んで死になさい！」と攻撃的になった。これはおそらく鎮痛剤ポンタールを意味しており，それを理解し得ないスタッフを〈お前はコンテイナーではない！〉と攻撃していると私は推測した。

#23においてAは（昭和天皇が膵臓癌であることが報道された時期であった），「天皇様が癌になってよかったですよ。癌になる素質があったってことでしょう？　それが癌ですよ。癌ですよ。癌ですよ。……あれ？　なんか私おかしい」「人間の尊厳ってどう思います？　先生ならわかるはずです。尊厳がなくなったら言葉のない動物ですよ。言葉がなかったら考えることも，できません。できません。できません」と語り，私はそこにある破滅‐解体不安が思考と言葉を解体しつつある苦悩を汲んだ。そして，Aの不安はさらに昂じて興奮状態になって看護師に暴力をふるい，隔離室に入室になった。

#24は隔離室でのセッションであった。Aは私をみると「よかったー。これで安心。セックスに関係することだけはおっしゃらないでくださいね」と語った。「先生は先生の先生でいてくださいね。先生が先生の先生でなくなっては困ります。先生は先生の先生で～」（徐々に早口になり），続けて険しい表情になり「吐き気がします。吐き気がします。吐き気がします」「先生なら私の言っていることがわかるはずです。わからなかったらただの馬鹿です」と私の返答を要求した。私は〈僕が先生の先生，つまりAさんの言っていることを理解できる先生なら安心できるけども，そうでなかったら安心できないものになって吐き気をもよおすのでしょう〉と返した。

するとAは喜び，しかしこれは前置きだったようで，さらに混乱した話を続け，そしてより必死の表情で私に問うた。「（自分の服のボタンを指差して）これ，何だと思いますか？」〈ボタン，でしょ？〉「ボタンがボタンでなくなってしまったらどうなると思います?!」。私は，形骸だけが残り，本質が解体して散り散りになる不安を汲んでもらうことをAが切望していると察して，ぐるっと頭を巡らして返答した。

〈ボタンから大切なものが抜け出ていってしまったら，ただ形だけがそこにある。ただのアンポンタン，でしようか？〉。'～でない'を表す接頭語の'un-'に'ボタン'をくっつけた駄洒落。赤ん坊のとてつもない不安を満面の笑みで抱き上げる，ちょっと頓珍漢な普通の母親になった気分に私はなったが，Aには説明の必要もなく通じていた。

「そうなんですよ！　よかったー！　よかったー！　先生は私のことをわかってくださる！……あ，いい匂い。何だろう？　綿飴，綿飴だ！　いい匂い！」。Aは教会の茶話会を思い出していた。そして，少し沈んだ口調で咳いた。「先

生,先生の指を見てください」。Aは私の指輪に注目を促した。「先生にはある。私にはない。ないものはない。あるものもない。それでいいんです」〈それだと一人になる。絶望を感じてしまうのではないですか？〉「違います。口がなくなったらどうなると思いますか？　口がないと喋れない。言葉がなくなるんですよ。あるのは頭だけ」。絶望は体験し得ず，解体に至ると語っていた。〈今日，僕とふれあった体験はたしかにあった。けれども，その体験はすぐまた消えてしまうかもしれない。僕は違うところでつながってしまって，Aさんは一人になる。そのつらさを僕にわかってほしい，そうおっしゃっているのですね？〉「そうです。ああ，またいい匂い。綿飴ですよ」

　反復語唱はこの日から消えた。ただ，このセッションの終わりに，綿飴のことは（自分は保ってはおけず）「先生が覚えておいてください」と私に託した。

　そして，#25には，「父は分裂病です。弟も分裂病です。父は死んだそうです」と語った。先のセッションによって，精神病部分を減弱し切り離し得たということか。しかし'死'には不在の痛みが孕まれていると思われた。私は〈不在のつらさ〉〈耐えかねて父親に投げ込んでないことにした〉〈つらさが重すぎて父親は死んだ〉と解釈をした。

d．第3幕

　祭日によって，Aの不在の痛みは猛々しい攻撃となって私を揺さ振る展開になる。精神病者の精神分析的心理療法が休みになるということは，赤ん坊から定時の授乳が剥奪されることであり，致命的に外傷的である。いるはずのコンテイナーが不在であり，病者は精神病部分に頼るしかなくなる。したがって，極力，代わりの日時を設定して捨て置かない工夫をすべきである。しかし，この時，私は続けて2回のセッションを設定できなかった。

　#29においては，再び誇大妄想によって「東京の兄のところに行きます。先生は東京の内科の先生」とAは語り，私は祭り上げられていたが，関係は切られていた。

　〈僕が精神科医で，Aさんのことを理解されすぎると，不安なんでしょうか？〉「そうです。……もう！　いらいらします！　アベサダ事件は常識でしょう?!　平成事件も同じですよ！　平成事件も常識じゃないですか!!」。連結への攻撃として私は理解した。〈平成事件とはかかわりを切ることなんですね？〉。Aはこの理解を肯定し，一瞬穏やかになったが，ほどなく私を被害妄想から責

め続けた。

　この後，2週間セッションがなく，Aにとっては不安を抱き留めてもらえるはずのコミュニケーションが，まるで語ったことを逆手に取られて，地獄の業火に瞬間移動させられることになった。Aは私と培ってきたささやかな考える機能を破壊するしかなかった。Aはシャンプーを飲み，吸い殻入れの水も飲もうとして止められると興奮して暴れ，隔離室に入った。

　#30は隔離室内であったが，Aは私に背を向け，喋らなかった。5分ほどしてAは背を向けたまま幻聴と喋り始めた。「私は世界一の大金持ちですよ。相応の人と結婚します。東京には兄が待っている」「けがらわしい。八つ裂きよ」「ねえ，○○先生（大学病院の頃の主治医）。私は～」〈私の不在，不在の痛み，そして幻聴とつながる〉と私は語りかけたが，Aはあえて無視し続け，そして突然私を呪みつけ，「けがらわしい。けがらわしい。けがらわしい。出て行け!!」と怒鳴った。それでも私が関わり続けるとAは，「出て行ってください！　汚らわしい！　そんなに私がオシッコするのを見たいなら」と実力行使に出た。コミュニケーションは性愛化された排泄に変形させられていた。私は止むなく退室したが，その際に，〈また来ますね〉と私がコミュニケートしたことに，Aは「もう来なくていい」と返答したが，その声は穏やかでつながりの回復を感じさせた。

　私はへとへとになり，翌日夢を見た。狂気の眼をした男が私にナイフで切り掛かり，来た3人の警察官も倒れている私を取り囲んで刺そうとした。しかし私には対応策が浮かんでいた。数日後にAは隔離室を出た。

　#32においてはAは，「先生はどんくさいけど，頭がいい」と笑った。「もっと話したいことがあるのに遠慮してるのかなあと思った」と語り，幻聴ではなく，大学病院当時の主治医との思い出を語った。

e．第4幕

　誇大性が減じられ健康なパーソナリティ部分でのふれあいがより際立って展開されるところとなった。

　#35において（この数回語られていたことだが），皇族の御曹司で結婚相手とされるCの誇大性が減じられて，迫害不安が混入する言動になっていた。「C家はヤクザです。月に1回カラスを殺す儀式をするそうです。……ヤクザは必要なんです。総会屋がいないと全体のまとまりがつかなくなります」など

と語っていた。私は，理想化対象が病理構造体の位置に来ていて，それだけ誇大性を使用する精神病性不安の防衛が弛んでいると理解し嬉しくなってしまっていた。そのため，突然，「先生。弟が何か何かよくないことをしたんじゃないでしょうか？ ここにやってきたりしませんか？……どうしよう！ 先生，恐い！」とAが語ったことをコンテインできなかった。私が返答につまっていると，表情ががらっと変わってニヤニヤとし，「東京の兄が手を廻してくれたそうです（幻聴）。兄は東京の大学の学長です。医師会の理事でもあります」と語り，私には「私と喋っていると勉強になるでしょう？」と笑った。

　私には翌日までひどい疲弊が残った。ボディブローのように臍の緒から力が入らなくなっていた。私からAへの愛情は役に立たないと見下され，（知的なやりとりだと）嘲笑われ，（情けを与えられて）弄ばれていた。しかし味わううちに，この私に応えようとしているAの健康なパーソナリティ部分自身が味わわせられているものであると理解した。

　#36に現れたAはメガネをかけていなかった。私にはAの実年齢がしみじみと実感された。Aは物静かに「アメリカに連れていかれて売春させられたそうです。Cさんをたぶらかすメギツネ達（看護師）が企んだそうです。孫にこのことが知られる前に自殺します」と語った。惨めさは妄想に乗っ取られていた。〈それはいつのことですか？ 入院した後のことですか？〉「はい，後です。……あれ？ でも，そんなことできませんよね？ できます？」私は驚いた。健康なパーソナリティ部分が吟味をしていた。

　〈ええ。病院から知られないように連れ出してアメリカに行って，また戻ってくるのはちょっと無理でしょう〉「そうですよね。あれ？ どうして？ できませんよね？」〈そんな目に遭うんじゃないかってすごく心配しておられたから，実際にそうなったように感じてしまってんじゃないでしょうか？〉「そうかもしれません。先生が言われる通りかもしれません」。具体思考が弛んでいた。「……私，若い頃ピアノを習っていて得意でしたけど，自分に存在感がなくてずっと悩んでいました」。破滅-解体不安をすでに体験していたということだ。それを語っている。〈そうでしたか〉「先生。でも私は責任を取らなきゃいけません。第三次世界大戦を止めたり，ベルリンの壁を壊したからといって，北海道の地震も伊豆の地震も私のせいで起きたんです」。抑うつ感も迫害不安に圧倒されて罪業妄想に変質していた。

〈さっき話してくださったように，存在感のなさでずっと悩んでおられた。それはご自身の心のなかでまるで地震が起きたような苦しみだったのでしょう。そういうところに，偶然，現実に地震が起きた。だから，自分と関連があるように感じてしまわれたのではなかったのでしょうか？〉

Aはじーっと聞いていた。「先生，もう一回。もう一回話してください」（繰り返す）「いや。……そう考えるのは虫が良すぎるんじゃないでしょうか？ でも，先生が言う通りかもしれない……」。カーテンが風で揺れてカタッと音がする。「私，Cさんにふられるそうです。今，音がしたでしょう？……（再びカーテンが揺れ）あ，『死ね』って今言いました。ピストルでズドンです」〈先程もお話したように，心のなかで起きていることと外の現実に起きていることとが，区別がついていらっしゃらないところがあると思います。さっきも，ただカーテンの揺れる音がしただけだった。しかし，『死ななきゃ』という想いがあるから，その証拠探しをしてしまわれた〉。Aはじっと聞いていた。「ああ……。証拠探し」〈心のなかに存在感を感じ難いから，どうしても外に存在感を探そうとしてしまわれる〉「え？ もう一回。もう一回言ってください」（繰り返す）

この後もAは具体思考を私に吟味することを求め，私は返答した。「ああ，そうかもしれません。感謝します。いつも感謝してますけど，今日はとくに嬉しいです。……孫のために，ピストルで……。あ，そうか。売春はなかったんですよね。ああ，なんでこんなに苦しんできたんだろう？ どうしてだったんだろう？」

続く#37のはじめには再び精神病部分が前景だった。

「Cさんは素晴らしい脳外科医。先生でもかないません。私の頭のなかの機械を取ってくれる方です」〈その頭の機械というのは……〉「私の考えていることが全部伝わってしまうんです。プライバシーが保てません」〈あぁ，そうでしたか。心のなかにあるはずのものが，外に出ていってしまう。それでこの前おっしゃっていたように存在感がなくなってしまうんですね？〉「そうなんです。……私，男の人と遊んだこともないし，Cさんからするとつまらない女かもしれません。でも，徳川と藤原の血を引いていますから釣り合うはずです。どうでしょうか？」

私は先のセッションが思い出され，その存在感のなさは展開されている誇大

妄想に匹敵するほどのものだったと察し，あまりに痛々しかった。Ａは妄想の語りを止め，うつむいて語った。

「先生。この前もそうだったけど，なんか私，40も過ぎてつまらない話ばかりしていますね。……恥ずかしい気がします」〈いたたまれない？〉「いいえ。私にとって大切なことは薬をちゃんと飲むことと，こうして自分を見つめることですから。私は精神分裂病ですから，必要なことです」

私は驚き，問うてみた。〈Ａさんにとって，精神分裂病ってどんなものなんですか？〉「私は20の時に発病したってなっていますけど（カルテに一致），実際には17か18の時に始まってました。両親には隠していましたけど。私の病気と機械とは並行して進んでいます。私にとって精神分裂病とは，きれいな考えで生きることです。機械が強くなって影響が出て，だから次にきれいな考えで生きて，その繰り返しです」「でも，きれいな生き方をすることがぐらついてます。今日，さっきから。きれいすぎたんじゃないかって。いいんでしょうか？　きれいじゃなくても」〈ええ。不安すぎるのもつらいことですが，逆にきれいすぎてもそれは現実を見ているのとは少し違いますよね〉「そうですね。私もここに来ていろんなことがあって，心が少し汚くなりました。でも，それでいいと思ってます。その方が人間らしいです」

Ⅵ　考　察

Ａとのやりとりはこの後もスパイラルが繰り返された。Ａは面会のたびに罵倒していた父親に対して徐々に穏やかになる様子がみられ，「お寿司食べてきました」と外出等を楽しまれているエピソードが私には嬉しかった。

1．病の進行と治療のプロセス

病状の進行は，病者が適切なコンテイナーなく孤立無縁の状況のなかで，いかんともし難い破滅‐解体不安を何とか緩和するために，被害的な幻覚や妄想という迫害不安に変形し，さらに誇大妄想をも形成して防衛するという方向に進む。そして，同時進行としてパーソナリティの欠陥状態が進行する。ここにかりそめの安定が形成されるが，これは病状の不可逆性を意味する。そして，前記した治療のプロセスは，我々がコンテイナーとして同伴し逆向きに進むことになる。つ

まり，誇大妄想が緩み，迫害不安が露呈し，続いてその実態である破滅‐解体不安が出現する。したがって，表面的には病状は悪化することになる。

ここで，（けっして学問的な論争ではなく）私の経験から精神病者が呈する性愛化について追記したい。Aの事例においても，ところどころエディプス理論で推し量ってしまいそうな言動がある。例えば，「ピアノ」と「存在感のなさ」は，父親のペニスを手指で弄んで口に運ぶことと，それに目掛けた母親の迫害が向かってくる，とも先入観は作動する。しかし，この推測ではAの病理の全体は共感し得ない。何より，精神病者の性愛化は象徴思考ではなく，具体思考である。そして，この性愛化はすぐその背後に迫害不安がある。つまり，迫害不安／迫害妄想をかろうじて性愛によってコーティングしている誇大妄想の一種であり，性愛の要素のみで解釈をすれば，それは病者の迫害不安によって変形され，迫害性に性愛を迫る被レイプ妄想になりかねない。したがって，性愛化はプレ・エディパルな迫害不安が本体であるとして共感と解釈をすべきである。

2．抱える環境

この一見悪化するプロセスにおいては，治療者自身もしくはそれを支える管理医が，この変化を意味のない悪化ではなく治療のプロセスであることを，しっかりと理解し指針を抱いている必要がある。そして，患者と治療者のコミュニケーションを理解しサポートする病棟や病院および家族が整っていることが望ましい。針のムシロではなく，抱える環境であることを工夫すべきである。X病院においては毎週開催されていた多職種が参加しての精神分析的カンファレンスが大きく寄与していた。

3．同伴するものとして

ここで病者がさらされる不安は赤ん坊が体験する不安に近似している。よって，我々がここに同伴していると，我々はいわば役割応答性とでも言い得る盲目な母親になってしまいがちである。そして，病者がさらされている精神病性不安を能力と熱意によって塗り潰そうとしたり，肩代わりするかのような発想になりがちである。ここには前記したような闇が潜みがちであり，実際には対話の進展が妨げられる。

同伴者は，赤ん坊ではなく大人としての病者の健康なパーソナリティ部分とも対話する者でなくてはならない。そして，病の実態が塗り潰したり肩代わりしたりすることのできるものではないことを知り，それを条件として人生の道行きを歩んでいる健康なパーソナリティ部分への畏敬の念をもって対話する者でなくてはならない。

4．精神の成長とそれを破壊するもの

破滅 - 解体不安にさらされるときの心性をAは，「言葉がなかったら考えることもできません！ ただ頭があるだけ！」と悲痛に表現した。ここに我々が遭遇することになるのは，ビオンが記載した思考の発達とそれを破壊してくる破滅 - 解体不安のせめぎあいであり，もしくは，ウィニコットが引用していた「肉体に魂が宿り，そこに精神が生まれる」という，三種の心的属性（肉体感覚から自由である心性と，快ないし不快に彩られた心性）が混沌として渦巻いている世界である。この心性に我々は盲目であってはならない。

5．無意識はコミュニケートしている

コンテイナー - コンテインドの関係性にあって，そこに展開されている無意識の世界においても両者はコミュニケートしている。その一つが投影 - 逆 - 同一化とも表現されるもので，私のなかの疲弊や夢を吟味することとして展開されている。そしてその理解を解釈に生かしていくのであるが，言葉として解釈する以前にすでにAに変化が生じている場面がある。これはおそらく，私のコンテイニングが無意識の交流によってAへとコミュニケートされていると思われる。ユングが引用する'雨乞い師''自然の法'を連想させる。病者から治療者へ，治療者から病者へ……この無意識の交流にも我々は鋭敏である必要がある。

6．抑うつの痛み

この事例においては，現実認識が瞬時に破滅 - 解体不安に連動しそれをコンテインする場面が際立ったが，他の，例えば寛解に至る事例等においては，現実認識およびそれによる絶望に踏み止まることを援助する必要がある。それには，病者自身が破滅 - 解体に連動することによって，絶望を防衛しようとする

のと同様に，治療者もそこに耐え得ずに早すぎる慰め等に避けたい誘惑に駆られる。ここを踏み止まることも破滅‐解体不安をコンテインすることと同様に必要不可欠な治療の要である。

Ⅶ 結語にかえて

慢性化していちおうの安定をしている統合失調症者にあえて前記したような対話を試みることの意義を共有していただけるであろうか。精神病部分に圧倒されっぱなしの人生と精神病部分に何とか対峙しそこに同伴する者がいた人生とでは違うのではなかろうか。これは'人生の道行きを支える治療観'である。これは私の中心軸であり，これを軸足に記載した。

そして付け加えて，治療効果に力点を置いて記述すると，寛解や不完全寛解によって退院に至った事例や，寛解過程を治療者の援助によって吟味したことによって，再燃した際にしっかりと病識を抱き対峙し得ている事例等がある。また，ここからの応用として，躁うつ病（躁状態）者や精神遅滞や発達障害を条件とする方々との治療的コミュニケーションへの応用等も開けてゆく可能性は高い。

追記 Aさんは身体疾患からすでに故人となっておられます。限り有る存在としての条件を背負った人間。それでも永遠に憧れる人間。……今でもこうしてAさんのことを想うと，その満面の笑みを浮かべた顔がそこにあります。Aさんと私は確かに出会っていたのです。

文　献

Bion, W. R. (1967) Second Thoughts — Selected Papers on Psycho-Analysis. Heinemann, London.（松木邦裕監訳，中川慎一郎訳：再考：精神病の精神分析論．金剛出版, 2007.）
Buber, M.（1923／野口啓祐訳, 1958）孤独と愛―我と汝の問題．創文社．
Frankl, V.E.（1952／霜山徳爾訳, 1957）死と愛．みすず書房．
東中園聡（1995）癌末期患者の心の空洞に触れるということ．精神科治療学, 10(8)；920-926.
東中園聡（2004）ロゼンフェルドと精神病の分析．In：松木邦裕編：オールアバウト「メラニー・クライン」，現代のエスプリ別冊．至文堂, pp.70-77.
東中園聡（2004）統合失調症の精神分析療怯の可能性について―ロゼンフェルドを手がかりに．精神分析研究, 48 (3)；276-283.
河合隼雄（1967）ユング心理学入門．培風館．

松木邦裕（2000）精神病というこころ．新曜社．
Winnicott, D.W.（1974／牛島定信訳，1992）発狂恐怖．In：英国独立学派の精神分析．岩崎学術出版社, pp.99-110.）

第3章 ある非定型精神病者との精神分析的心理療法

鈴木智美

鈴木智美論文の紹介──松木邦裕

　著者が提示しているのは，ある種，正気の精神病者です。崩壊の絶望に怯えきってしまっているため，表面では正気を維持しながら精神病のこころの働きに頼ってしまい，そのためにさらに孤独や破局の恐怖に耐えられなくなっていくという悪循環に陥ってしまいます。そしてそれゆえ被害感をことさらに高めて，誰ともかかわれなくなっていくのです。結果は，急性精神病性の破綻か強いひきこもりを繰り返すことになります。
　このように自己や対象への不信に満ちた患者が垣間見せた，「子猫のように怯えているとの印象」「今にも溺れそうな喘ぐ（声）音」という傷つき続けた抑うつにある患者の乳幼児の自己からのかぼそいサインに治療者は触れます。そのかぼそい依存の希求を治療者はしかとみ，彼女の猛々しくも破壊的な連結することへの攻撃――とりわけ治療初期には，幻覚症での変形が治療者をからめとろうとします――を生き延びるだけでなく，投影-逆-同一化を含む逆転移の困難さに揺さぶられながらも，治療者はもの想う母親としてのこころを提供し続けます。こうして患者の悲しみや寂しさが，分析空間のふたりに分ち合われていきました。
　ここには，精神病のこころの奥深いところに触れ続けようとする治療者の開かれており，かつ確固としていながら柔軟である姿を見ます。ここに見出すのは，医師や心理士ではありません。精神分析臨床家というこころの治療者です。精神病者にほんとうに必要なのは，そうした治療者とのかかわりなのだと私は思います。そしてまた精神病者こそが，私たちをこころの治療者に進展させてくれるのです。

I　はじめに

　精神病状態に圧倒されているとき，孤独感と崩壊の絶望が病者を襲い，そこには一筋の光も見出せない暗黒の世界が広がっているように思われる。私は，この恐怖と苦悩の世界は，いまだに薬物治療では接近しえない領域にあると考えている。その思いを分かち合える対象との出会いによって，初めて，病者は精神病状態で防衛しているこころのあり方を認め，その恐怖や絶望，そして現実に向き合うことが可能になっていく。このとき治療者は，病者のパーソナリティのわずかな非精神病部分に細々とかかわりながら精神病部分を抱えていくことになる。この地道な作業が，病者というパーソナリティ全体をコンテインすることにつながるように思う。
　しかしながら，病者のパーソナリティの大部分は，精神病部分に支配されているため，治療者がかかわること自体が攻撃と感じられ，病者はさらなる迫害感に圧倒されるという矛盾もはらんでしまうのである。精神病部分が羨望によってよい対象とのつながりをも攻撃し，破壊された関係性は凝塊化して奇怪なものとなって病者に戻ってくるのである。過剰な投影同一化が作動することにより，そうした事態がもたらされる。
　私は，精神病状態に圧倒されてひきこもり状態にいた，非定型精神病の女性との精神分析的心理療法を経験した。その面接過程では，過剰な投影同一化にさらされて展開した転移-逆転移のあり方を通して，彼女のパーソナリティに接近することができ，彼女は精神病状態によって防衛していた，本来抱えるべきみずからの抑うつに向き合うことが可能となっていったと考えられる。ここにその過程を掲示し，若干の考察を加えたい。

II　症例提示

　30代独身女性のAと私が出会ったとき，彼女は過食と引きこもりを呈していた。Aは，これまで数人の精神科医や心理士の治療を受けてきたが，いつも険悪な関係に陥る結果，治療者を替えてきていた。私との治療を求めてきたのも，前医に対して不信感を募らせてのことだった。だが，Aとの初回面接で，

私はAが子猫のように怯えているとの印象を持った。治療者との関係を険悪にするAの態度の背景には、幼児期に母親を失ったことへの悲しみがあるように私には思えた。Aの母親は、Aの出生直後より病床に伏し、ついにはAが幼少の頃、Aと離別していたのであった。
　Aは、高学歴を有してはいたが、ここ数年は、人とかかわることなく、一日の大半を、気に入ったパン屋の菓子パンを食べ続けて過ごしていた。かつて、恋人との別離において激しくののしられる体験をしたときに、混乱し、「死ね」との幻聴に左右されて自殺企図をし、それ以来、周囲が変容し、気づくとまったく知らない場所にいたり、すべてのことをすでに知っているかのように感じたり、自分の考えが漏れ出てしまう恐怖に圧倒されたりしていた。ときには妄想的・誇大的になって、壮大なる計画で社会活動に参与しようとするものの、その計画は頓挫し、抑うつ感にさいなまれて何もできなくなり、幻聴や被害関係念慮を伴って引きこもるといったことが繰り返されていた。治療関係においては、治療者が自分に好意を持っており、自分の思い通りの世話をしてくれるとの確信的な期待感を抱くのであるが、それはいつも裏切られてきていた。
　私は、Aの病態を、ナルシシスティック傾向のある非定型精神病と見立てた。Aは、社会適応できない自分の問題を見つめたいと語り、薬ではなく、面接での加療を求めた。私は、このとき、Aの治療には、週数回の心理療法と管理医によるマネージメントを要すると考えたのだが、それにもかかわらず、Aの要請を受け入れて、服薬することを条件に、私が処方を行いながら、週1回の精神分析的心理療法（50分／回）を90度対面法にて開始した。
　面接を開始した当初、Aはか細い声で、孤立感や外出もままならない自分の状態へのふがいなさを語っていた。ところが、白衣に対する憧れを語った後から突如として、Aは私に挑戦的で攻撃的となっていった。「私は関係を求めているのに、先生は治療をしようとする。先生は高いところから私を眺めているだけだ」と、Aの求める関係を提供できない私を非難し、「先生に触れ合えない！　今日は立場を逆さにするゲームをしましょう。私が治療者です」と言い、私を脱価値化し立場を逆転させようとした。一方では、「私がなくしたと思っていたものは、賞味期限の切れたジャム。戸棚を整理する人が必要」と母親を求めているようでもあった。その理解を伝えると、Aはただちに「時間がくれば、はいおしまい。Time is moneyかよ。あんたはそれでいいかもしれないけ

ど，私にはここしかないんだよ」と，私との関係にしがみつく思いを捨て台詞のように吐くのであった。〈私に頼りたいのに，私から見捨てられるようで恐ろしいのでしょう〉と介入すると，「お高いところで人を分析しようとする態度が嫌いだ」と憎々しい口調で私を攻撃するのであった。

　私の言葉はことごとく私の意図とは異なった捉え方をされるため，私はどう言葉を返していいのか，しまいには頭が熱くなって思考ができなくなり，Ａの攻撃的な口調に，私も怒りを感じて沈黙するしかなくなった。すると，すかさず，「壁に話しているみたいだ。先生との面接なんて価値がない。なぜ黙っている!?　先生の理論に合わせるためにここに来ているわけじゃないんだよ」と攻め立てるのであった。

　こうして二人の関係は，面接の度に緊迫し，熱を帯び，戦闘のようになっていった。私は面接を重苦しく感じ，私自身がその場を逃げ出したい思いを抱いていたが，面接中にはＡが席を立って出て行くイメージが浮かんでいた。面接の最中は私自身の怒り，というより怒りを恐れる怯えを抑えることに必死であり，思考することも身動きすることもできなかった。何か介入しようとすれば，険を含んだものになりそうであり，怒りを怒りのまま返すことを避けようとすれば，黙ってＡの言葉を聞きながらも，この私の逆転移感情はどこから来るのだろうと，そのことにしか目を向けることができなくなった。すると「治療すべきはあんたじゃないの!?　私が怒っているんじゃない。あんたが怒っているんだ。どうして私の問題ばかりここで話さないといけないの！」とＡは迫ってくるのであった。私自身，面接場面で頭に血が上る思いになるのは，私の問題と感じてはいたが，同時に，この状況に陥る背景には，私の問題だけでなくＡの転移が関与していることも考えていた。すなわち，Ａのコミュニケーションが怒りの形でしかなされないのは，社会参加ができている私に対してＡが羨望を向けているのであろうことや，私とのよい関係を作ることへの恐れによるのであろうとの考えである。

　Ａは，「病院の周りの紅葉が綺麗だなと思ってきたけど，この場に来ると喋れなくなる。先生の興味のないことは喋ることは許されない気持ちになる」と，私とのよい体験を感じてはいても，私と出会うとすぐにそれは私によって打ち消されてしまうと感じていることを，面接の初めにほんのわずか語った。しかし，それを転移的に解釈すると，ことごとく跳ね返され，私の言葉は何の意味

ももたらさない破片に打ち砕かれてしまうのであった。

　治療開始後１年半ほどすると，Ａは面接に遅刻したり，キャンセルしたりすることが増え，面接時刻の変更，面接回数を減らすことや面接時間を短くしてほしいとの要望，さらには治療を止めたいので次の治療者を紹介してほしいと訴えるようになった。その一方で，「ちゃんと来れないなら，別の病院へ行けばいいと先生は思っているんでしょ。あんたは傲慢ね」と受診カードを私に投げつけて面接室から出ていくこともあった。確かに私はＡとの面接を苦痛に感じており，彼女の怒りを恐れ，面接に徒労感を抱いていた。私にはＡのこうした対象関係のあり方を扱うことができず，Ａも私も辛いだけで治療にはならないのではないか，このままＡの治療を続けることは確かに傲慢なことでしかないのかもしれないと悩んだ。他の治療者へ紹介状を書くことは簡単であったし，彼女も表面的にはそれを望み，紹介状を書かない私を罵倒し，病院事務に苦情を申し立てていた。そのため私は外からの勧告にも対応しないといけなくなり，孤立した。

　ただ，私は彼女のそうした行動化は，彼女の思うように彼女を理解し，抱えてくれる対象を求めるゆえであろうと考えていた。その理解をＡに伝える術を，Ａといるときには失ってしまうのであるが，少なくとも私からの行動化はするまいと思い，この事態を乗り切るために彼女のふるまいや言葉の意味を思考しようと試みた。そして〈私は，あなたの治療は少なくとも週に１回50分の面接が必要だと判断しています。今のあなたはあなたの自由に治療者を選べると思います。あなたが病院を替わることを判断するのはあなたの自由ですが，私はこの治療を続けることが意味あることと思っています〉と，ようやくではあったが，きっぱりとした口調で介入した。

　Ａはこの介入に対し，「先生との面接があって一週間が始まって，終わってしまう」としんみりし，「毎週通う辛さをわかってもらえていない。先生の言うことが正しいのかもしれないけど，今の私には受け入れられない」と，私との間でだけ生きている感覚を持っていることを語り始めた。そして，「先生と接している時だけが現実で，いつも私はバーチャルな状態にいる」と述べた。〈私との関係があなたの中でずっと続いているのでしょうね〉とゆっくり伝えると「そうです。だからよけいに腹が立った。私にはここしかない」と涙をこらえつつ語った。面接室の空気は急激に和らいだものになったかのようだった。

依存することの困難さを分かち合うことができそうに私には思え始めていた。

その直後，Aは怠薬し始め，明らかに躁的に動き回るようになり，その言動はまとまりを欠いたものとなった。しかし「私は銀のアクセサリーが好きなんです。でも金属アレルギーがあって銀のものは身につけられない」との話に〈あなたは，私との面接を好きだと感じているのに，私と触れ合うことはアレルギーをもたらして，楽しむことができないのですね〉と介入すると，Aは肯定し，私に近づくことの困難さを悲しげな様子で語ってもいた。

そうした中，唐突に，Aはある芸能人との恋愛妄想に生きるようになった。その人がAに会いに来るとの妄想に支配されてホテルで待ち続けたり，電波から連絡が聴こえてきたり，子どもを身ごもったと産婦人科を受診したりし，そしてついには想う人の家と確信して他人の家に無断で上がり込んだため，緊急入院を余儀なくされたのであった。

入院したAは，当初硬い表情であったが，ゴボッゴボッと今にも溺れそうな喘ぐ音を発していた。〈溺れ死んでしまうような恐怖だったのでしょうね〉と介入すると，Aは静かにうなずき，うなだれ，沈黙した。Aは私が常に傍にいるとの思いを得て，徐々に安心した表情へと変化していった。

私はAの面接を週4回に増やし，構造化したまま続けた。決まった時刻に決まった時間，私はAの傍にいた。セッションの間中Aが沈黙のままに過ぎたこともあったが，その空気は決して硬いものではなかった。Aの脆弱性を充分に吟味せずに，転移として依存感情を扱ったことがAを精神病状態に至らしめたとの考えもあって，私は辛い気持ちを抱えて面接に赴いた。ただ，私がAに提供できるものは，やはり転移を解釈することであった。

私は，Aの抱いた恋愛妄想は，面接で私に近づいたことや私に依存したい思いの高まりによって生じたこととして介入していった。Aは少しずつではあったが，自らが起こした行動が妄想に基づいたものであったと気づいていった。その過程で，母に世話されたかった思いを語り，母が寝付いていた布団の傍でひとり遊びをしていた2〜3歳の頃を思い出し，涙した。母を失った後に，事業に失敗したことも重なって自棄になっている父の世話をさせられてきたと感じていたのだが，Aは，自らが父から離れられなかったし，世話することが世話されることであったと語るようになった。「私は甘えたかった。ずっと主婦役をしてきて，誰も私の『お母さん』をしてくれる人がいなかった」と言い，

「私はお母さんが欲しかった。それが無理だから，私の家族を作りたかったんです」と述べた。〈私にお母さんをしてほしかったのでしょう〉と静かに伝えると，「誰もお母さんになってはくれない」と涙ながらに語り，別れた恋人との関係について縷々と述べるセッションが続いた。私との接近が，Aにとっては悲惨な別れを予期させるものであったことが，私たちの間で話し合われていった。こうしてAは深い抑うつの中に沈んでいった。

抑うつ状態からの回復は遅々としたものであったが，Aは自分が期待した家族を得られなかった悲しみや寂しさについて静かに語れるようになった。そして数カ月の後，Aは退院できるほどには回復した。Aは「先生と苦労を共にした感じがするんです。いろいろあったからこそ，先生にわかってもらえている感じがしているし，生きていける気がする」と言い，Aが退院した時点で，私たちは構造化された精神分析的面接を終わることにした。

Aは，一般外来で薬の服用を継続しつつ，「老いていくお父さんとの残された日々」をいとおしみながら，それなりに穏やかに生活している。

III 考　察

1．Aのこころのダイナミックス・転移

Aの出生直後から母親が病床に臥していたことは，Aの不快で苦痛な体験を抱えてもらったり，生育上における妄想-分裂態勢での攻撃性を受け入れてもらったりする環境がAにはなく，暖かく心地よい体験も希薄であったであろうことを示唆している。Aには，信頼できるよい対象も，よい自己像も形成することが困難であり，ナルシシスティックな空想の中でその苦痛に持ちこたえてきたことが考えられる。すなわち，空想の中で，理想的な母親像と融合し，その対象を取り入れることで，どうにか平衡を保ってきていた。その状態では，抑うつを体験することもなければ，破壊的な精神病状態に陥ることもなくいられたのである。ところが，幼少期の母親との突然の別離は，そうした空想すら破壊する破局的な体験をAに強いたものであったと推察される。こうして愛情への飢餓感がAのパーソナリティを形作っていった。自棄になっている父親もAを抱える対象とはなり得ず，Aは依存を希求することすら否認し，代償として父親を世話しながら成長していったのであろう。

成人して初めて，恋人という依存対象を見出したにもかかわらず，その対象との悲惨な別離は，依存欲求は破壊的な悪いものであるとのAの心的事実に合致し，破滅恐怖をもたらした。別れという抑うつに耐えられず，その痛みや怒りを外へと投影した結果が幻聴であり妄想であったと考えられる。死ねとの幻声，周囲の変容感や知っているはずの場所が知らない場所に思えるジャメ・ヴ，すべてを知っていることのように感じるデジャ・ヴ，自分の考えが漏れ出てしまう思考伝播は，こころの痛みが排出，投影され，その投影物が具体的な形でこころに戻ってきて体験されたものであった。その防衛のあり方でしか，こころの解体を防ぐことはできなかったと思われる。そうした精神病部分の作動は，よい対象とのつながりを攻撃してしまうために，それ以降の彼女は，他者とは険悪な関係に陥ることで，関係を作るようになっていったと思われる。破壊的羨望がここで活性化されたといえる。

　私との関係のなかでも，私とつながろうとするAのパーソナリティにおける非精神病部分の動きに対して，精神病部分は，私との競争，羨望，逆転といったやり方で攻撃をしかけ，連結を破壊し，大量の投影同一化を生じさせていた。白衣を着ている私への穏やかな憧れの感情は，突如として激しい競争へと変化し，自分を優位に立たせるべく立場を逆転させるゲームの提案をするあり方をした。Aの怒りの表出は，あまりに唐突で強烈なものであった。そのため，私が投影-逆-同一化に陥り，私自身が怒り，怯えている状態をもたらした。そして，私たちの関係そのものが破壊的なものになっていったと考えられる。私自身の思考が停止したのは，AのマイナスKが投影されていたことと，Aが私の思考に破壊的攻撃を向けたことによるのであろう。

　一方，Aには，非精神病部分での象徴機能や依存を感じる能力は存在しており，一瞬ではあるが私にそれを伝えてはいた。しかし，その思考機能や陽性転移は保持されず，すぐに精神病部分での迫害的関係性へと戻ってしまうのであった。面接開始当初に見せていたか細い声のAのあり方こそが，Aのパーソナリティ全体の心細さや孤独を物語っていたのであろう。ただ，卑小な自分を感じることは，強烈な痛みを生み，Aはそこに留まることができず，羨望によって私を攻撃するあり方を展開した。こうした関係のあり方が，唯一，Aが人とかかわりを持ち続けられる方策でもあったと考えられる。

　Aをなんとか抱えようとする私に対し，Aの依存への欲求は強まっていった

と考えられる．Aにとって，依存欲求を感じることそのものが，破壊的な別離を体験することへと結びつくため，Aと積極的にかかわり続けようという〈私はこの治療を続けることが意味あることと思っている〉という私の能動的な介入は，Aに依存と破壊的別離の再体験を予期させた．このため，一瞬のふれあいの直後に，Aは怠薬し，思考を断片化させて精神病での防衛をして，具体的な形での愛情充足を幻の中で得ようとしたのであろう．しかし，一方では，その精神病的防衛のあり方は，私との間で，精神病性の恐怖を表しても見捨てられることがないとの確信を得るための一手段でもあったようにも思われる．すなわち，Aがいかなる依存を示しても壊れることのない関係がそこにあることを求めたのである．

この混乱時でのAのこころの状態を伝えていたのは，Aの発するゴポッゴポッという「喘ぐ音」であった．愛情の窒息状態であったAが，愛情を求めていることを示しているという具体化がそこに存在していたといえる．その解釈を受け入れる非精神病部分の思考をAは残存させてもいた．ここで初めて，母親への依存／別離というAのテーマに触れることが可能となったのである．

2．逆転移

Aと出会った当初に私が抱いた「子猫が怯えている」との印象そのものが，放り出され抱えてくれる親を失って途方に暮れているAの投影同一化を受けての逆転移であったと考える．そして，週に数回の精神分析的心理療法が必要であり，管理医によるマネージメントを要する病態であるという見立てをしたにもかかわらず，Aの要請に従って，より回数の少ない週1回の心理面接と管理医を兼ねた構造の中で私がAを診ていこうとしたことは，万能的な治療者を求めるAに応えて，私が万能的な治療者になろうとしていたと考えられる．

しかしながら，抱えられる感覚を知らない子猫が，近づく者に爪を立てるように，Aは近づく私を恐れ，期待する万能的治療を提供できない私に怒り，その怒りは私に投げ込まれた．その結果，私は私自身が怒っているとの感覚にとらわれた．治療を開始して間もなくの急激な変化に戸惑う間もなく，私は身動きすらできない状態に投げ込まれていった．これは，過剰な投影同一化にさらされ，私が投影‐逆‐同一化したことによるものと考えられる．私の思考は停止し，身動きが取れなくなっていった．Aは私に怒りを投影して，私への羨望

を否認していたし，一方では私と立場を逆転させる試みをした。また，不快な関係で一体化しようとする，かまってくれなかった母親との関係性を私との間で再現し，私を抑うつ状態の母親にさせるという，私をコントロールするやり方でもあった。それは，精神病状態で防衛した依存の否認のあり方だったと考えられる。膠着した状態が見せかけの安定であり，自己解体の恐怖に関係したこのメカニズムに，私は圧倒されていたといえる。そしてそれは，分析空間のみならず，現実的に外部から勧告を受けるという状況へと私を追い込み，私が孤立感を抱くように仕向けられていった。

　この状態の居心地の悪さに，私は耐えられず，事態を一刻も早く展開させようとしたのであった。私の能動的な〈私はこの治療を続けることが意味あることだと思っている〉という介入は，Ａを放り出すというアクトアウトを避けたとはいえ，（狭義の）逆転移のアクティングインであるとも言えよう。省みれば，思考レベルでは熟考していても，私は切羽詰ったこころの状態であったと思う。この私の能動的な介入は，Ａの抑うつ不安に対する防衛を強化したと思われるし，一方でＡの依存欲求を高めたと考えられる。その意味では，Ａの言うように私は確かに「傲慢な治療者」であった。しかし，この介入によって，Ａが私への依存を言語化できるようになり，Ａの心的状態が抑うつ態勢へと動いたことは確かなことでもある。ただ，Ａが抑うつ不安を保持できないことへの注意深い配慮を欠いていたために，Ａの明らかなる精神病状態の再燃をもたらした。私にとっては居心地のよい抑うつ態勢でのコミュニケーションは，彼女には剥奪された愛情への飢餓感を深める恐怖を再体験することであったと思われる。

　しかし，Ａの蒼古的な対象関係――母親との早期の別離や父親にも依存欲求を向けられなかった――を考慮すると，この介入なしには治療は展開しえなかったとも考えられる。それは，私に向けたＡの依存欲求を示すコミュニケーションのあり方に呼応したものであった。すなわちこの精神病状態の再燃は，転移性の精神病であり，不可避的なものであったと思われる。ただ，私自身の孤立感や怒りの感情を，充分に私のこころに含み込んだ後に，より余裕をもった介入をしていれば，面接外で精神病状態が展開されることは回避されたであろうと考える。

　さて，入院という保護してくれるコンテイナーを得たことで，Ａを精神病状

態へと追い込んだという私の罪責感は過剰にならず，Aをコンテインする能力を回復することができ，私の性急な介入の修正がここでなされていった。そして，二人が分析空間を共にして，その場で私がもの想いできるようになったことは，A自身も非精神病部分の抑うつに目が向くことでもあったと考える。

3．面接での取り扱い

怒りで面接空間が覆い尽くされ，二人の関係が膠着している時，この状態から一刻も早く抜け出したいと思うのは治療者ばかりではないと思う。しかし，抜け出したいと思いつつも，その関係にいることだけが唯一治療者とつながっていられる方法と病者が感じていることも考慮しなければならないであろう。不快な膠着状態であっても，病者にとってナルシシスティックな関係にいる充足があるとの理解は，投影同一化が猛々しい局面で，治療者にゆとりを生み出すことでもある。正しいやり方で素材を解釈すること，すなわち，そのメカニズムの猛々しさが破壊的なショックをもたらすものではないと示すことが，治療者に求められるのであろう。

このときに治療者の耐性をどう高めるかは，逆転移である「身動きできない」感覚をそのままに含み，内的に経験すること，それを推敲する作業であろう。加えて，病者の蒼古的な関係のあり方や，強烈な恐怖の存在をナルシシスティックに否認しているとの理解が，逆同一化と全体状況の把握につながり，治療者自身の不快を排除して治療関係をすぐさま展開させようとの不耐性に歯止めをかけることになると思われる。治療者側の逆転移感情を探索し推敲がなされること，そして，病者の転移を理解し治療者のこころに留め置いた上で介入していくことが，治療者にできることであり，そのことが病者の投影同一化に対して真に能動的にかかわることにつながっていくのではないかと考える。

Ⅳ　まとめ

この小論で，私は過剰な投影同一化を示す非定型精神病の女性との精神分析的心理療法を提示した。そこでの転移と治療者の逆転移理解を中心に，彼女のパーソナリティへ接近する困難さとともに，その意義について描き出すことを試みた。

過剰な投影同一化とそれにともなう治療者の投影‐逆‐同一化によって膠着していた分析状況は，能動的な治療者の接近によって展開したが，治療者とつながることを恐れ，抑うつを防衛する病者の精神病部分の作動によって，明らかなる幻覚妄想状態へと発展した。しかしながら，治療者のコンテイン機能の回復により，抑うつ不安を抱えることが病者にも可能となった。

　この治療において，逆転移の理解とその推敲が重要であり，精神病性転移に圧倒されずにその転移をこころに留め置く必要性について示した。

　精神分析的心理療法によって，精神病を根治できるものではない。だが，精神病を患う病者その人を理解し，そのこころの寄る辺なさを分かち合い，安心できる内的対象関係をもたらすことができるであろう。それは，精神病状態の恐怖に圧倒され絶望の淵に立たされている病者にとって，孤独ではないとの安堵感と自己の存在を認められる体験であると考える。

文　献

Bion, W.R. (1962) Learning from Experience. Heinemann, London.（福本修訳：経験から学ぶこと．精神分析の方法1―セヴン・サーヴァンツ．法政大学出版局, 1999.）

Bion, W. R. (1967) Second Thoughts ― Selected Papers on Psycho-Analysis. Heinemann , London.（松木邦裕監訳，中川慎一郎訳：再考：精神病の精神分析論．金剛出版, 2007.）

Joseph. B. (1988) Psychic Equilibrium and Psychic Change: Selected Papers of Betty Joseph. The Institute of Psycho-analysis, London.（小川豊昭訳：心的平衡と心的変化．岩崎学術出版社, 2005.）

松木邦裕（2000）精神病というこころ．新曜社.

第4章 ある統合失調症者の破壊的空想

賀来博光

賀来論文の紹介——松木邦裕

　本論文では，著者の精神分析臨床家としての歩みとほぼ並行してなされた精神病の治療が臨床素材になっています。それは，著者に精神分析の体験と思考を繰り返し吟味させ深めさせた特別なものです。まさに患者とともに治療者も学び進展していく姿を見ることができます。

　臨床素材には，初診時は15歳であった男性統合失調症の15年以上におよんだ治療での，約6年間にわたる精神分析的心理療法の開始から別れまでが提示されています。そこには，破壊的で迫害的な性愛空想による幻覚と妄想にすっかり支配され具体化したこころが，その空想から解放されていく過程が描かれています。ですからここには，この治療を進めながら著者が消化していった，クライン‐ビオン‐メルツァー理論という"原始的なこころ"を理解していく道具立てがいかに精神病分析の臨床で有用かも例示されています。

　100年以上の歴史を築いていく過程で精神分析の理論はどんどん洗練されていき，ラカン派に典型的に認められるように，臨床を離れた形而上学に至るほど，知的な要素を肥大させてきました。その結果，生き物としてのさまざまな欲動は軽視されるばかりでした。しかしながらこころの真実は変わるはずがありません。精神病のこころという原始心性においては，欲動，とりわけ破壊欲動と性欲動（リビドー）が人のこころの在り方そのものと呼べるほどの生々しいものです。人間のこの事実を私たちに再認識させる力を本論文は備えています。それが精神分析である以上，私たちは毒々しいほどななまましいこころに出会うのです。

I　プロローグ

　もう四半世紀も前のことになる。長崎大学を卒業した私はそのまま精神神経科学教室に入局した。精神分裂病と呼ばれていたこの病について，その当時我国における機能性精神病の生物学的な研究において指導的な立場にあった主任教授の勧めで，この疾患の病因として考えられていたドーパミン過剰仮説の下に早速生物学的な研究を始めることになった。カテコールアミンの代謝酵素活性を病者の血小板において測定することが私の最初の仕事だった。そして尿中に排泄されるβ-フェニルエチルアミンの量との相関をも調べていた。

　そうしていたところが，症例を集めるために赴いたある民間の精神病院で奇妙な妄想を語る病者と遭遇した。20歳前後の青年で，彼は"恋人の子どもを妊娠している"というのだった。この「考え・思考」によって私は何かが激しく揺さぶられる感じがした。脳が揺さぶられたのだろうか。しかし，この人達にはドーパミンがどうのこうのという次元とは違う何かがあると私は感じた。

　その後，大学の関連病院に派遣されてからも生物学的な研究は続けていた。その当時はうつ病者のデキサメサゾン抑制試験（DST）や，TRH（甲状腺刺激ホルモン遊離ホルモン）テストの手伝いをしながらも，たまたまそのときの上司が精神分析を専門に勉強していた関係で私も自我心理学やラカン派の流儀でフロイトと向かい合うようになった。そうしてエディプス・コンプレックスや超自我といった概念を身近にするようになったのだが，その頃は当然のことながらこれらの概念は神経症レベルの人にのみ当てはまるものだと教えられたし，そう学んでもいた。しかし，その病院で私は，"父親と母親が夜に一緒に寝て性交することがとても憎らしい"と語る統合失調症の女性患者と出会った。また別の男性統合失調症者の語る迫害的な懲罰の恐怖はその時の私にはどうしても超自我からのものとしか思えなかった。

　その後も引き続き自我心理学やラカン派精神分析，ウイニコットなどの対象関係論を手引きに精神分析を学ぼうと試みた。そして，今流行りのSSRIにつながるセロトニン結合阻害実験を行ったり（その時使用したセロトニンとの競合物質の一つがケタンセリンというもので，その後リスペリドンという現在最も多用されている抗精神病薬の前駆物質である），共同研究者（現在も精神分

析研究の領域においても私の同僚である下河重雄博士である）のドーパミン結合実験を手伝ったりした後は生物学的研究からは退いてしまった。もう20年も前のことである。

その後，精神病レベルの人の超自我とエディプス・コンプレックス，そして，リビドー論そのものに対する疑問がもうひとつ私の中で晴れないでいた頃，私は本論文の主人公Aと出会った。そしてAと悪戦苦闘している時に私はクラインのオリジナルな考えに触れる機会を得たのである。そうしてこの10年フロイト‐アブラハム‐クライン‐ビオン‐メルツァーという思考の流れの中にやっと自分の居場所を感じることができている。彼らの思考は言わば"わたし"というコンテインドのコンテイナーなのであり，私はAにとってのコンテイナーであり続けることを試みた。

だから，この臨床論文は私の統合失調症研究の歴史であり，精神分析とは何なのかについての私の思考の流れと重なっている。大袈裟な言い方になるかもしれないが，あきらかにAは私のこの15年間の精神分析思考を共にしてきた症例の一人である。

＊　　　＊

私は精神病症状の背景に活発な空想活動を確認できる統合失調症症例を経験した。その空想の理解を通して前性器的破壊性の意義と統合失調症の精神分析的精神病理学について考察を加えたい。

II　症　　　例

1．症例の概要

Aは30代男性の統合失調症者である。命令してくる幻声のために私の診療所を受診したのは卒業間際の中学3年生の時であった。

Aは妊娠8カ月で出生した1,080グラムの極小未熟児で，3カ月間の保育器の使用を余儀なくされた。当時の医療水準では救命の確率は10人に1人であったという。幼少期は時に癇癪を起こすことのある子どもだった。小学5年生の頃からいじめにあっていたという。中学1年生の時に級友とのトラブルから一過性に幻声が起こったことがあるというが詳細は定かではない。

2．治療を構造化するまでの経過

Aは中学2年生になってから幻声が持続するようになっていた。私の診療所を受診した後も幻声の命令による激しい衝動行為のために入院治療を余儀なくされた。"甘ったれんな""殴れ""体を引き裂いてやる"といった幻声が続き、ある時は幻声の命令に従って実際に便や塵を食べたこともあった。"神様もレイプしている"などの断片的な妄想も認められた。私とは異なる別の精神科専門医によるその当時の伝統的な精神医学的診断は破瓜緊張型の精神分裂病および軽度精神発達遅滞の疑いということであった。

1年半で退院でき、私の下での外来治療が再開された。そうして次のようなことが明らかになってきた。

重要な幻声の一つである"甘ったれんな"は実はAの父親がよく口走るフレーズである。また、Aは幼稚園の5〜6歳の頃から空想癖があり、押入れの中で、例えば、女性を切り刻んで殺すといった空想に耽っていた。それから、小学校の高学年の頃からは自分の裸‐性器‐排便するところを見られているという注察念慮を体験するようになった。その頃の、父親からの「高校に行けなかったら野垂れ死んでしまうぞ」と叱責されたことから"リゲイン作戦"と自ら名付けた空想の中を生きるようになっていたのが、それが現実との区別が付かなくなり幻声が始まったということだった。

そうして、幻声‐強迫・自生観念‐空想には繋がりのあることに気付く瞬間もあった。しかし、Aを苦しめていたいじめっ子達（中でもB）に対する激しい憎しみが明瞭になり、初診後9年半経った頃には私に対する陰性転移も通常の外来診療の中では取り扱うことが困難となってきた。そこで、精神病性転移を丹念に取り扱うために自由連想法を用いた横臥・背面による面接（週1回、50分間）を試験的に1カ月間試みたところ、この治療構造を利用することができたのでそのまま引き続き精神分析的心理療法を導入した。

3．治療を構造化してからの経過
a．構造化に対する初期反応と精神病性転移の解釈

Aは当初ソファーにゆったりと横になれなかった。そうして、私の顔を見ながら、用意したメモを読み上げるのだった。それは、話を提供しないと私から殺されてしまうという迫害的な不安からだった。こうした精神病性転移を解釈

していくことで，連合弛緩の傾向のあった思考は徐々に纏まり始め，連想は追い易くなっていった。

b．具象的・身体的な空想

この頃のAは具象的・身体的な空想の中に居た。それらの空想は次のようである。

Aは，自分で自分の体を殴ったり，目をくりぬこうとしたり，眉毛や爪を食べたりした。それは，Aの体の一部が迫害対象であるBになっていたためだった。Aはお腹の中のBを毎日便としてトイレの中に閉じ込めておこうとした。だからトイレのロックを何度も確認しなければならなかった。そして，お腹の中に閉じ込め切れなかったものが下痢になるのであり（第34セッション：以下セッション数のみを記載），下痢によってBをトイレの中に封印し，そのトイレの真下のBに，Aは"クソを食わしてやる"と言いながら毎日排便するのだった。

もう一つは，性交とはAにとっては強姦し喰い潰すものであり，それは解体・壊滅の不安をもたらした（43）。そうしてこの不安に対する防衛として小学生の時から"不老不死"を空想し，自分を守るための呪文やお守りを作っていたのである。Aは"リゲイン"空想の中で，医者や官僚になって成功してBに復讐し，性的な衝動や排泄物とは無関係な世界に生きて不老不死となるのだった。Aにとって性欲動は女性や周りの人を不幸にしてしまうものであると恐れられていたのである。

こうした空想の明確化および破壊性とリビドー衝動の仕分けの作業が進むにつれて，AのBに対する迫害不安も緩和されていった。そうして幻声も消失し，薬物も減量できるようになった（71）。（治療を構造化した当時に処方されていた薬物はハロペリドール20 mg，オランザピン20 mg，トリフロペラジン30 mg，クロルプロマジン50 mg，カルバマゼピン300 mg，フルニトラゼパン4 mg，ビペリデン6 mgという莫大なものだったのだが，第113セッションまでにはペロスピロン8 mg，ビペリデン1 mgまで減量することができた。）

c．償いと抑うつポジションへ

Aは，女性を攻撃する連中を滅ぼして世の中を平和にしたいという空想と共に（90），4～5歳の頃から美味しい料理を作って皆を幸福にしてやりたいと空想していた。この空想を思い出してAは自分を取り戻し始めたと言えるかも

しれない。実はその頃母親が自営の仕事を始めたのだという。そしてＡが語るには，生後すぐに保育器で育てられた時も見捨てられて野垂れ死ぬ，閉じ込められると感じていたのかもしれないし，生まれて初めて母乳を口にしたのも実際生後１カ月を過ぎてからだった（93）。

　分析はまさに"人生の転回点"だった。Ａが横たわるソファーは私のお腹の中で，私の言葉は"うまいお乳のようなもの"だった（117）。つまり，不老不死というのは母親との永遠の繋がりであり，また，そうであるから逆に，保育器の使用も入院も母親との永遠の繋がりという心の栄養の喪失となったのである（149）。

ｄ．憎しみのワーキングスルーの始まり

　治療を構造化してから５年目に入った。この時期，夏期休暇をとる私に対する憎しみが解釈された。Ａは，空想の根っこにあるのは憎しみであり，憎しみを楽しんでいる自分がいるのだと語った。これがＡの中の闇の世界，Ａ自身の"鬼の部分"であった。Ａは，"自分の憎しみが誰かに向かいはしないか，そのためにその人を殺してしまいはしないか"とも恐れていた。

　この"鬼の部分"の私の中への投影同一化を取り扱っていた頃のことだった。Ａはセッションの途中で"意識がボッとなり母親のお腹の中に入り込んでいきそうになった"。しかし，"お腹の中にいる間に大切なものを無くしてしまいそう"でもあった。これは，"空想の中で生きてきたのを現実の人と関わることにしようか"，しかし"それが淋しくもある"というＡの葛藤を表すものだった（164）。さらに，Ａは鏡に写った自分の顔を見て，"大人の顔だと思った，現実の階段を登っていかないといけない"，また，"……小学校に入ってから不安や不満ばかりが続いていた，そうして空想に耽るようになった，いじめについても誰にも親にも相談できなかった"ことを語った。私は〈あなたは不安や不満を誰にも相談できなくて一人で抱え込んでいた，だからあなたを支えるものとして空想が必要だった……あなたは誰にも言えず一人で苦しんできた〉と解釈した。Ａは涙を流しながら"……今，先生に解って貰えている……"と言って泣き続けた（172）。

　この年の私の冬期休暇が明けた後のことだった。Ａは何か話さないと私から攻撃され喧嘩になって最終的には入院させられるとやはり恐れていた。そうして，幻声が起こってきた時の状況を回想した。"空想を話したらお父さんやお

母さんから攻撃される，殺されると思っていた。そういうお父さんを憎み，同時にお父さんからは殺されるという不安を体験して身を焼かれるような苦しみがあってその極点で幻声が起こってきた"のである。冬期休暇をとるのも，薬が減ってきているのも私からのAに対する攻撃であり，それに対するAの憎しみと恐怖のために精神病が再燃し不信と憎しみだけになって周りも自分も滅茶滅茶にしてしまい，両親も死んでしまうとAは恐れていた（188）。

e．性的な平面でのスプリッティング――迫害的な性的空想

Aは入院中に性器に悪戯された経験を思い出した。それまでAは自分の性器を触ることもできず，マスターベーションも恐れていた。そしてC叔母から胸を見せられて抱きしめられて驚いたこと，しかし，"柔らかくて気持ちいいとも思った"のだと回想した。性的なものは精神病を引き起こしてしまうほど恐しいし，その一方では気持ちが良くて心地よくもあったのである。そしてAにとっては，私との分析はAを疲れさせて精神病を引き起こしてしまう性的なものであり，私によるAの強姦でもあった。

Aは夏期休暇の間に精神病が再燃し犯罪者になってしまうのではないかと再び不安がった。Aにとっての犯罪というのは，Bになって欲望のままに女を強姦するという意味がある。ある夢の中でAは父親の釣り針によって傷を負った。また，同じ時期に回想されたあるテレビのシーンでの乱交する戦国武将は母親に恐ろしい性交をする父親でもあった。つまり父親のペニスはAや母親を傷つける刃物でもあったのである。

Aは父親から性交をされそうになるという夢を回想した。そうしてさらに，酷く怯えながら，私からの性交の願望を語り，そして，セッションの前の晩には射精するのだと打ち明けた（197）。Aは"きちんとできなくなる‐ふしだらになる‐だらける‐ギャンブルしたり，タバコを吸ったり，酒を飲んだりする"ようになってしまうことを恐れた。この恐れは母親を傷つけて不幸にしてしまうという恐れでもあった。かつてAは，母親の子宮筋腫の手術を他言し，そのために母親に対して酷い罪悪感を感じ，その時からAの中で何かが変わっていったという感覚を覚えたのだった。Aは，その体験を基にして2年前にホラー小説を作っていた。その小説の中でAは母親を性的に犯していたのである。そうして，Aが洞察したことは，几帳面にする‐堕落しない‐母親を不幸にしない‐幸福な両親を不幸にしない‐その奥にある，AであるところのBが母親と

性交して子宮を取って大変不幸な目に合わせるという観念・情動複合体の繋がりである。しかし、今のAには、"お父さんの愛情によってお母さんは癒されて、また（再び）幸福になる"と信じられてもいる（199）。

f．直腸・肛門領域を中心としたコンフュージョン

治療を構造化してから6年目の夏期休暇前のセッションだった。夏期休暇を自由に楽しむと、母親——私の傷付きをもたらしてしまうとAは恐れた。Aはセッションの途中でお腹にガスが溜まり出しトイレに行かざるを得なくなった。ガスを漏らしたら私から嫌われて、もうセッションを受けられなくなると恐れたのである。そして、さらにAは"私は先生にセックスしてもらいたいと思った"と語った。そこで私は次のように解釈した。〈……あなたが自由になることで私が傷付き、傷付いた私があなたを攻撃するために私のペニスをあなたの肛門に挿入したとあなたは感じられた、あなたの肛門から入ってくる私のペニスはあなたをいじめ攻撃してくるBであり便やおならであるから、あなたはそれを排泄した、しかし、一方ではそれを望ましいものとも感じている、つまり、夏休みの間あなたの肛門の中に私のペニスを保持しておくことで、あなたは私と一体化し、ずっと私と一緒に居れるからである〉（200）。Aはこの解釈を聞きながら"私はマゾなんだあ"といって激しく動揺していたが、解釈の終わった後はとても安心した様子で柔和な表情でセッションを終えることができた。

g．迫害対象Bの統合に向かって

第204セッションのことである。Aは彼の妹が飛行機事故に遭うのではないかという心配を語った後、お金に触ると間接的に汚れが手について、それでAが触ったものがまた汚れてしまうという強迫的な不安が気にならなくなってきたとも報告した。私が、お金に触れると手が汚れてしまうという不安は、妹が飛行機事故にあって死んでしまうという不安でもあるのだと解釈すると、Aは強姦して傷付けて周りも自分も駄目にしてしまうような破滅を望むAもいるのだと語った。破滅を望むパーソナリティ部分はBだった。そうして長い沈黙の後にAはアリとキリギリスの物語を連想した。その物語の中のアリは、私との分析をAの人生を支える良いものとしてAの中に蓄えており、そして彼自身の人生を取り戻していることを表している。キリギリスは小さい頃の自由奔放なAのことだった。今やAは自由に楽しむ試みが可能になっている。しかし、そ

こに外来種の昆虫がやってきて食料を食い荒らし，蓄えが少ないキリギリスは冬を越すのに難儀するのである。つまり，Aの中のアリの部分は，Aの中の外来種Bの部分よりも力が優勢であって持ちこたえている，しかしAの中のキリギリスの部分はより力が少ないから難儀する。Aにとって自由な楽しみは飛行機事故で死んでしまうような恐ろしい破滅にも繋がってしまうのである。

　Aは心の中の悪いものが揺り動かされないように，考えないようにするためにお金にまつわる話題を連想していたのだった。悪いものというのは女性にストーカーをしてしまうということだった。だから外に出ることができないのだった。私がAの心の中の悪い心はBでもあると解釈したところAの不安は和らぎ，中学の時に一生懸命勉強しなかったという後悔を語りだした。それに対して私はさらに，〈後悔するというのは自分で自分を責めている……（病気が酷かった頃のあなたは）自分を責める代わりにBを責めていた〉のだと解釈した (205)。

　次のセッションでAは新しく飼うようになった猫のかわいらしさを情感を込めて語り，さらに，お金を使う楽しさを語った。しかし，お金を貯めるのは分析を卒業したときの褒美としてとっておくためでもあった。病気の治癒は分析からの自由，つまり分析の終結だったが，しかし，そのように思っていると私から分析を終えられてしまうのではないのかと不安でもあった。卒業式を経験していないAはまだ自由を手にはしていなかったのである。

　その後のセッションで私は，Aが自分の怒りを意識できないでいる時にいつも私が感じる酷い眠気に襲われていた。Aは突然トイレに立った。トイレから戻ってきて"……胸とお腹の中に，熱いカッカとくるものがあってそれを排泄してきたのだと思う，……皆に対して怒りがあるのかもしれない"とAは告げた。それは分析の料金にまつわる怒りだった。Aは怒りが出てしまうとBのようになってしまうことを恐れていた。私は，〈怒っているあなたはBなんですね，胸，お腹の中の熱いものはあなたの怒りであって，それはBなんですね〉と解釈した。Bをコントロールするための知識や武器をAは必要としていた。Aにとって，Bは排泄物として排泄する以外にコントロールする方法がないものと感じられているのだった。だからAは自分を知るための心理学の本を買っていたし，買い物をする楽しみによってBが出てこないようにしていたのである (207)。

h．愛情対象の喪失と性的空想

　6週間先のセッションの休みを告げたときだった。Aは不安と怒りと、さらには怒りに支配されてしまってBのようになりはしないかという恐れを感じた。その一方で、解放される、自由になれるとも感じた。Aが世話し薬を飲ませてやっている病気の猫のように、Aは"……小さい頃はとても可愛かった、それが途中病気になって、治療をこつこつと続けて癒されてきている……長い道のりを一歩一歩き続けてきた"のであり、この頃催されていた祭りで賑わっている町を楽しめてもいたのである（208）。Aは、太って血圧が高くなった父親の命がもう長くないのではないかと心配した。それは休みの通知と繋がって、私の死として感じられていること、また、父親が死ぬことによる分析の中断でもあった。その上さらに、分析の休みの予定と両親が家を空ける予定が重なってAは一人で留守番をしなければならない可能性が出て来た。Aは一人の寂しさ、虚しさと発病の恐れを感じていた。この孤独の恐れは一つにはお金もなく友達もなく貧しい人生を送るようになってしまうのではという恐れと、性的なものを考えてしまってまた発病するのではないかという不安と結びついた。買い物の楽しみは性的なものを考えないで済むためでもあった。予定されていたいつもの冬期休暇はやはり私の死だったが、お金が溜まっていればそれでもやり過ごせるものだったのである。一方でAはこの事態を分析からも自由になることとして楽しみにも感じていた（210）。

　結局セッションの休みと両親の留守をうまくやり過ごしたAは、"……自分の人生も捨てたものではないと思った……"のであり、また、"……（猫の）Dは死んでいなくなったけど、思い出は沢山残っている……"のである（211）。

　Aは、病気の治癒をそれまでの自分の喪失であると感じていたので、治癒を恐れてもいた。治癒は病気の部分が良くなって、病気の部分から支配されないようになり、また、昔の自分になってしまうのではなく昔の自分の回復であるという私の介入によって安心することができた（212）。

i．性的なカップルとしての両親

　結婚式に参列する両親が病気になるのではないかという恐れから両親が性的に結びつくと病気になるという不安が解釈された。両親の性交は恐ろしいものだった。治療者の休暇も治療者と誰かとの性的な結びつきが治療者に病気をも

たらすものだった。つまり、性的なもの、性器は邪悪で危険なものであり、またさらに父親の性器がAの肛門から侵入するという形でのAの体の中からのAへの攻撃だった（214）。年末年始の休暇や冬期休暇を前にしての私への怒りから、病気の心に支配されて再燃してしまうのではとAは不安がった。私の方は思考が不可能な状態となっていた。性的な結びつき‐精神病の再燃の不安‐BとしてのAの激しい憎しみは、Aの思考も私の思考をも意味をなさないアルファ要素の断片的な繋がりやベータ要素の集塊へと変性させていたのである（215）。第216セッションはこの年最後のセッションだったが、相変わらず私は激しい眠気に襲われていた。Aは精神病が激しかった頃のことをびっしりメモに書いてきていた。文字にすることで自分が何を考えていたのかがよくわかるというのだった。そうして、テレビで聞いた台詞の"塵(クズ)ども、愚か者ども"という言葉から、塵が可哀相になっていたのだと回想した。

j．治療者との別れの作業の始まり

年末年始の休み明けのセッションで、私はこの年の4月で遠方の都市のE市に移転することを伝えた。意外にもAは、これが治療の転機かもしれないし、新しい治療者との間で治療のスピードがもっと上がるかもしれないと期待した。そうして新しい治療者に早く慣れて何でも話せるようになりたい、何でも話せることが治療にとって大事だと思うと語った。しかし、早く慣れないといけないという気持ちの中には、早く慣れないと新しい治療者がBのような人物になってしまいはしないかという不安もありはした（217）。

冬期休暇前のセッションでも、Aは横になったまま足のつま先を指で弄びながらのリラックスしたものだった。母親の実家への里帰りを邪魔をしてはいけない、Aもまた自分の夢の実現のために自由にやっていきたい、治療者の交代が転機となって、新しい局面が起こるかもしれないと期待した。Aは新しい治療者の夢も見た。緑色の原っぱに白い建物があって、そこに新しい治療者がいる、白髪のその治療者はAにうまくやって行けるよ、これから一緒にやって行こうと話し合っているのだった（218）。そうしてAは自分の人生を俯瞰した。あの状態から今の自分にまで変わってこれた。治癒は病気の自分に支配されない、病気の自分からの自由であり、そして友達を作ったり家庭を持ったりしたいという希望を語るのだった。Aは今の自分にまだ足りないこと、遣り残していることがあるとも認識していると同時に、今の自分に対しての達成感も感じ

ていた。生きているという事実自体がありえない沢山の奇跡が集まったものだった。一方で，薬を一生飲まないといけないのか，新しい治療者との間で貯めたお金を使ってしまうのではないだろうかという不安も語った。

　孤立した結果犯罪を冒すようなことが起きないように朝から挨拶をし，塵を拾えるようになったのは病気に支配されないで済んでいるという意味でもあったのだが，やはり蜘蛛に気を取られてもいた。Aは父親が恐くて反抗できなかったように，人との関わりもできなかったのだった。今やAは他者との交流の必要性を感じていた（220）。この頃は毎回のセッションは引き続き随分とリラックスした雰囲気が続いていた。Aは今までお金は貯めてきたから，今からは自分のために使ってもいいのではないかと安心して思えるようになった。私とのセッションが終わり新しい治療者との治療の始まりも，もう自分で歩く転機なのかもしれなかった。今までの人生は恨みを晴らすためのものだったが，それでも無駄をしてきたのではなく，自分で歩くための準備をしていたのだと，Aは涙を拭いながら繰り返した（221）。

k．過酷な両親像の緩和

　第222セッションで，今まで父がとても恐かった，恐いだけの存在だった，と父に対する恐怖感が述べられた後はAはとてもリラックスして安心した様子だった。診療所の運営が変わることで他の医療機関を私から紹介して貰わないといけなくなる可能性も考えていた。しかし，次のセッションは，Aはこの頃にしては珍しく終始妄想 - 分裂態勢で推移した。つまり，Aが私にちゃんと御礼をしないから，いい加減な生き方をしてきたから私がAに怒りを向けてその結果私はE市に移転してしまうのだとAは感じていたのである。Aは恐怖のあまり消え入りそうな声だった。Aは手で自分の顔を覆い私から目を見られないようにした。目を見られるのは心の中の汚いものを見られるのに等しかった。今までの卒業式が悲惨なものだったように，私にちゃんと御礼をしないと私との分析の終結，つまり卒業式も悲惨なものになると恐れていた。

　しかし次の回には回復しており，親戚の結婚式に出席する両親が飛行機事故で死んだとしても，それはピリオドであって同時に新しいスタートだった。それは両親からの自由であり，私との分析からの自由をも意味していた。私のこの解釈に対してAは，"私はもっと幸福になってもいいんですね……私は傷が癒えている……生きて来てよかった……今まで大変な人生だったと思う……"

と語り自分の人生を振り返るのだった。私はAが内的な過酷な両親像から解放されてきているのだと感じていた（224）。Aは"気がついたら春だった。……分析を始めた時は分析でこんなに自分が変わる，成長するとは思っていなかった。前は出口のない闇の中にいるような感じだった。今は抜け出せる道を自分で歩いている"と語った。そうしてAが回想するのは，病気の心 - 闇の心 - 憎む心の繋がりであり，また，Bには強さも良いものも一杯あって，"リゲイン作戦"というのはBのようになるという意味だった。良いもの全てを持った強い存在としての父親に対してだけではなく，仕事の時はテンションが高くなる母親に対しての嫌悪感も初めて語られた。

1. 終結，治療者の内在化と総括

第226回は私との最後のセッションだった。私はE市に移転し，両親は結婚式で家を空ける予定だった。寂しさを語った後AはBとのいきさつを回想した。小学校の5年か6年の時，お前は好きな女の子がいるのかと聞いてきたのがBだった。その後ある理由でBと喧嘩になり，AはBの靴下を食い破った。AはBを屋上から突き落として本当に殺してやりたいと思ったのだった。官僚になってヤクザを使いBの家を潰すのだと青い空に向かって誓ったのだった。その後Bの小父の結婚式にAの父親が偶然出席してAとBのことが明るみになってBの小父からBの家族に諫言があったということだった。

Aにとって私との治療の終わりは私の喪失にはならなかった。Aは待合室に備えてあった本を貰えたのでとても喜んだ。そして，セッションの終わりにAは私の手を硬く握り締めて，長い間ありがとうございましたと声を振り絞り私に謝意を表した。最初で最後の握手であり，初めて無事に済んだ卒業式だった。

III 臨床素材の検討

症例の経過では触れなかった素材も含めて臨床素材の検討を行う。

構造化するまでの9年半の一般外来診療と入院治療は構造化した治療の準備段階をなすものである。この期間がなければその後のAとの精神分析的なコミュニケーションは困難であったと思われる。この期間にある種の治療同盟や心理療法に対するオリエンテーション，つまり転移を通してAの中の精神病部分

を治療者の中に投影し排泄していくという関係（治療者をトイレット・ブレストとして利用すること）が少しずつ用意されていったと考えられる。治療者の側としてもこの期間の間に精神分析的な経験と知識の集積，治療者なりのコンテイナーとしての準備が進んでいっていたのである。そうしてお互いの準備がそれなりにできたところで治療の構造化がなされ，精神分析的コミュニケーションが可能になっていったのである。

　Aのこころは憎しみと破壊性に満ちていた。話すだけでも殺されてしまい，刃物を見ると自分自身を切りつける衝動に駆られるのであり，そうしないと親を殺すぞと幻声からは脅かされるだけでなく，家族皆殺しというA自身の衝動も体験されていた。妹を包丁で切りつける空想にも駆られていた。もし高校に入れなかったらできるだけ多くの人を殺してやろうと思ってもいた。治療者がAを助けようとすれば治療者の命は危うくなると述べられたこともある。

　しかし，こうした憎しみの根源にあるのは解体・壊滅の恐怖だったと思われる。Aはこの恐怖を外界対象に投影することで，この不安・恐怖がAの内部ではなく，外界からAを迫害してくるものとして体験し，そして，その迫害者に対して殺人的な憎しみを向けるのである。つまり，Aの憎しみはAの解体・壊滅不安を防衛するものとなっており，憎むことで解体・壊滅不安に心が直接には晒されないですんでいたのである。

　Aの解体・壊滅不安をもたらしたものは何だったのだろうか。長期の保育器体験に象徴される，理想化された外的な愛情対象の喪失であろうし，それをAは女性を切り刻むなどといった激しい羨望に基づく空想によって何とかやり過ごしてきていた。そういう小学生のAを，"お前，好きな女の子がいるか"という性的な問いによって激しく揺さぶったことがBの接近の意味したものだった。

　Aの治療経過の中で示したように性的な状況はAに精神病的な混乱を引き起こすことが明瞭に見て取れる。それは例えばTVや漫画，アニメでの性的なシーンや，Bであり，C叔母とのやり取りであり，また，入院期間中の性的な悪戯を受けた体験であり，恐ろしい父親による母親への性交である。そして，その前提としての長期の保育器体験による乳房母親の剥奪体験があるのである。つまり乳房母親との分離が悪い性器的な母親を活性化するのであるが（Klein, 1957），この性器母親がAを精神病的に混乱させるものと思われる。このこと

が治療者との間でも転移として繰り返されていく。Aの自己と対象はいずれも良い乳房と悪い性器に分裂している。これは通常の妄想-分裂態勢下における分裂機制とは異なっており，統合が非常に困難な分裂である。換言すれば，そこで形成されているのは非常に不安定な凝集であって，性的な刺激によって容易に解体・壊滅してしまうものである。

　もう一つの重要な要素としての肛門性の素材がある。治療を構造化した当初は肛門・直腸領域での保持と排出の対象は，迫害対象であるBであり，迫害的な便や塵であり蜘蛛-（夢の中の迫害対象である）鮫-生きたメジロを食う猫（これらは治療経過の中ではあえて触れていない），父親のペニス，さらには治療者のペニスだった。それが治療の進展と共にビデオ，本，本棚，Aの将来に必要なものであり将来結婚して妻子を養うためのものとしても述べられるようになっていったお金へと愛情性と象徴性の水準を高めている。本棚の素材が意味する象徴的な意味合いはまさにコンフュージョンを整理するもの，コンテイナーである。ビデオや本というのは言わばC水準思考・夢思考であり，個々のビデオや本を構成する物語素材はアルファ要素であり，また，迫害対象Bから始まり治療者のペニスにいたる身体的具体的部分対象はベーター要素と見なすことができる。口唇性は食い殺すものから美味しい料理を作って皆を幸せにしてあげることへ，つまり，Aは将来料理人になる希望を語るようになっていったし，また，性器性も，口唇サディズムと肛門サディズムの混入した殺人的なものから（母親を）癒し幸せにする（父親と母親の）性交へと変化している。

　このように考察していくことで私が仮説的に考えるようになっていることは，メルツァー（1966）も考察しているように，口唇性と性器性のコンフュージョンには悪性の肛門性の空想も関与しているということである。つまり，クライン（1957）が考察した口唇羨望による領域の混乱に加えて，肛門性の空想もまた悪性のコンフュージョンをもたらすもう一つの重要な要因であると考えるのである。

　こうして早期乳児期に長期にわたる，理想化された外的愛情対象の喪失を体験したAは，激しい口唇羨望に基づいた口唇サディズムおよび肛門サディズムが顕著で，かつ侵入的な性的空想活動を活発に展開していた。これらの破壊的な衝動は思春期の性欲動の高まりと，高校という子宮・乳房に入り込めないという現実のフラストレーションのために激化し，Aは顕在性の精神病状態にま

で破綻した。

　発病後のAの空想・妄想・幻覚の特徴は次のように纏めることができる。1つは迫害対象の肛門・直腸領域を通しての保持と排出であり，また，Aの身体部分との同一化である。もう1つは，性的な活動が非常に迫害的なものとして体験されていることである。その迫害性は口唇的かつ肛門的である。

　そして，治療の経過と共にAが体験できるようになってきたことは，償いとしての，美味しい料理を作ることであり，また食べることだった。しかし，C叔母の乳房は柔らかくて気持ちがいいものではあったが，やはりその性的な側面は，A自身にも触ることのできないほど恐ろしい彼自身のペニスと同じように，精神病を引き起こす迫害的なものだった。つまり性的な対象は悪い対象であり，よい授乳する対象との統合は困難なためにこの2つの対象は統合されること無く具象的に結合し，しかもその境界は混乱している。これを基礎として非常に悪性度の高い妄想的な迫害対象である神-父親（のペニス）-B-便-塵-蜘蛛-鮫-生きたままのメジロを食う猫-強姦する男達が形成されたと考えられる。

Ⅳ　理論的な考察

　Aには，理想化された外的愛情対象の喪失に対して前性器的な破壊性が過剰に起こり，過剰で暴力的な投影同一化が起こる。その結果自己と対象の境界の混乱や領域（性感帯）：口唇・口腔領域-肛門・直腸領域-性器領域の混乱を引き起こしていた。そして発達に必要な正常な分裂過程としての妄想-分裂態勢（分裂・理想化過程；Meltzer, 1978）が適切に作動しなくなっていた。

　Aの空想や思考は，部分対象関係の水準で身体化・具象化し侵入空想の中に閉じ込められて象徴的な心的空間を失い，さらに，断片化と排出のメカニズムを伴いやすくなっていた。その空想や思考の断片（βおよびα要素）を治療者のアルファ機能によって繋ぎ合わせ輪郭の明瞭なストーリー（C水準思考）に纏めると同時に（Bion, 1962），さらにgoodとbadの対象関係に整理しなおして正常な発達の基礎となる分裂・理想化の態勢を確立すること，つまり，破壊性と愛情衝動を仕分けし，誤った概念化（Money-Kyrle, 1968）を解除することが必要であった。

Aにとって性的なことは前性器的な攻撃性の明瞭な特徴を持ち，激しい不安に満ちたものである。このことはAの発達過程において正常な分裂過程としての分裂・理想化過程が適切に作動せず，性的な平面，すなわち，メルツァー（1967）のいうところの水平分裂に固着していることを示している。この固着のために原初対象である母親は良い乳房の母親と悪い性器の母親に分裂し，統合は不可能なままに正常な発達は停止したと思われる。

　ところが，思春期における理想化された外的愛情対象の喪失の不安と性衝動は，この二つの対象像の混乱を強化し，Aの激しい解体・壊滅不安をもたらすことになる。その結果，Aのbadなパーソナリティ部分と，Aの投影同一化による攻撃によって損傷を受けて死滅した対象とが融合して非常に悪い対象が形成される。さらにこの非常に悪い対象に良い対象が具象的に結合することによって極めて悪性度の高い結合対象が成立したと思われる。すなわちこれが妄想対象であり，Bを中心とした迫害対象である。このために性的な状況は激しい混乱と不安を引き起こし，逆に理想化された外的な愛情対象の喪失の不安は前性器的な破壊性の顕著な性的な不安を引き起こすことになると思われる。

　理論的な考察の最後に，悪い性器母親と悪い父親のペニスの結合した対象だけを取ってみれば，これは無論のことクラインが概念化した悪い結合両親像である（Klein, 1932）。妄想対象はこの悪い結合両親像の破壊性の緩和に失敗した結果形成されるものと考えることができる。逆に，こころの成立の過程に沿って今回の知見を整理し直すと，羨望による破壊性と領域の混乱の結果，断片化した迫害対象群と理想化された外的愛情対象群がきれいに分離整理されずに混乱したまま凝集し奇怪な対象（Bion, 1967）を作り上げてしまうという病理的なプロセスが明確になってくるのである。

　この論文が統合失調症を扱ったものである以上はS・フロイト（1911）によるシュレーバー症例の考察との比較検討に言及せざるを得ないであろう。もとより，読者は症例Aとシュレーバー症例の著しい類似性に気付かれてはいると思う。しかし，臨床素材の理解には私とフロイトとでは大きな隔たりもある。それは当然のことながら1911年当時と現在とでは精神分析思考の水準や方向性が異なっているからである。エディプス・コンプレックスについても超自我についても，さらには欲動の発達論についても我々はM・クラインから始まる新たな観点を手に入れることができている。とりわけ，この論考において私が

負っている観点は，アブラハム-クライン-ビオン-メルツァーの思考の流れにある。この点を踏まえてシュレーバー症例についての論考は稿を改めて報告する。

V　まとめ

1) 人生早期における理想化された外的愛情対象の喪失は，その個体の生来的な素因とあいまって，統合の困難な分裂過程である性的な平面での分裂過程をもたらす。
2) そのような個体は理想化された外的愛情対象の喪失に際して口唇羨望に基づいた口唇および肛門的な破壊性（前性器的破壊性）を激化する。
3) そして過剰で暴力的な投影性同一化を活性化し，自己と対象の混乱および領域の混乱（口唇・口腔領域-肛門・直腸領域-性器領域の混乱）を引き起こす。
4) そのため思考は象徴性を失い，部分対象関係水準的に身体化・具体化し，侵入空想が活性化する。
5) さらに思考はベータ要素やアルファ要素として断片化し排出される。
6) 断片化し排出されたベータ要素やアルファ要素は悪性度の高い悪い対象を形成するのみならず，よい対象とも凝集し妄想対象を形成する。これは悪性の結合対象でもあるし奇怪な対象であるとも言える。
7) そのため，治療機序としては，治療者のアルファ機能，もの想いによって，ベータ要素群とアルファ要素群を良い対象群と悪い対象群に仕分けしC水準思考としてまとめ直し，
8) 正常な発達過程としての分裂・理想化態勢（クラインの言う正常な発達過程としての妄想-分裂態勢）を組織する必要がある。

VI　エピローグ

治療者として私達にできることは何であろうか。それは人として，その病者のこころについて理解し，理解したことを伝えることである。理解は，理解を得ていない人にとってのこころの栄養である。理解を得ることによって初めて

こころは生きることができ，成長を続けることができる。理解こそが人としての愛であると私は思う。破壊的な羨望に支配されないで愛情に支えられているとき，憎しみもまた理解を深める力となる。逆に，理解に基づかない介入はしばしば病者にとっても有害なものとなる。こころを支持することができるものは理解以外にない。病気や症状が治るか治らないかは後からやってくるものである。

しかし，対象が精神病のこころであるとき，通常の理解の枠組みは全く役に立たない。精神病のこころで起こっていることは通常の私達の思考とは異なった部分対象関係水準の具体的身体的な思考だからである。彼らの思考は憎しみと羨望のために具体化し，身体化し，断片化し，モザイク上に凝集している。実に，精神分析とはそのような思考の世界を明らかにしたものであると言える。我々が精神分析を学ぶ意義の一つはここにある。

精神分析とは心に触れ，心を理解し，それを伝えることである。対象がどのように混乱し精神病的であり，発達の障害や器質的な要因を抱えていようとも，そこに何らかの心が存在する以上その対象は理解の対象であり続ける。その意味において，私は統合失調症者を前にするとき，その人がいわゆる"生物学的な統合失調症"なのかどうかということを考えることはない。私達は最後まで治療者であり続けなければならない。精神分析とは私達の心を通して理解し続けるという意味での人としての愛であると私は信じている。

追記 この論文は日本精神分析学会第52回大会と第20回精神病治療を語る集いで発表したものに加筆修正を施したものである。

文　　献

Abraham, K. (1924) A short study of the development of the libido, viewed in the light of mental disorders. In : Selected Papers of Karl Abraham, M.D. Hogarth Press and Institute of Psycho-Analysis, London, 1927.（下坂幸三訳：心的障害の精神分析に基づくリビドー発達史試論．In：アーブラハム論文集―抑うつ・強迫・去勢の精神分析．岩崎学術出版社, 1993.）

Bion, W.R. (1962) Learning from Experience. Heinemann, London.（福本修訳：経験から学ぶこと．精神分析の方法1―セヴン・サーヴァンツ．法政大学出版局, 1999.）

Bion, W. R. (1967) Second Thoughts ― Selected Papers on Psycho-Analysis. Heinemann, London.（松木邦裕監訳，中川慎一郎訳：再考：精神病の精神分析論．金剛出版, 2007.）

Freud, S. (1911) Psycho-Analytic Notes on an Autobiographical Account of a Case of Paranoia (Dementia Paranoides). SE XII（小此木啓吾訳：自伝的に記述されたパラノイア（妄想性

痴呆）の1症例に関する精神分析的考察．In：フロイト著作集Ⅸ．人文書院, 1983．)

Klein, M. (1932) The Psycho-Analysis of Children. Hogarth Press, London. （衣笠隆幸訳：児童の精神分析．In：メラニー・クライン著作集2．誠信書房, 1996．)

Klein, M. (1957) Envy and Gratitude. Tavistock, London. （松本善男訳：羨望と感謝．In：メラニー・クライン著作集5．誠信書房, 1996．)

Meltzer, D. (1966) The relation of anal masturbation to projective identification. Int. J. Psychoanal., 47; 335-342. （松木邦裕監訳，世良洋訳：肛門マスターベーションの投影同一化との関係．In：メラニー・クライン トゥデイ①．岩崎学術出版社, 1993．)

Meltzer, D. (1967) The Psychoanalytical Process. Heinemann, London.

Meltzer, D. (1978) The Kleinian Development. Clunie Press, Perthshire.

Money-Kyrle, R. (1968) Cognitive development. Int. J. Psychoanal., 49; 691-698.

第5章 悲哀という体験の難しさ
ある非定型精神病の精神分析的心理療法から

鈴木千枝子

鈴木千枝子論文の紹介──松木邦裕

　病院に勤める臨床心理士には精神病患者との面接を重ねる機会は少なくないと思います。しかしながらその実際の臨床の場では臨床心理士の多くは（実際には精神科医もですが），精神病者との面接をどのような視点からどのように進めていけばよいのか，みずからの答えを見出せないままに日々を送っているのではないでしょうか。本論文には，経験豊かな著者による，そうした問いへのひとつの答えが提示されていると思います。

　非定型精神病，広義には統合失調症の範疇に収められるかもしれない精神病女性との心理療法が16年間続けられました。その過程では，精神病性の不安や思考の背景にあり精神病心性を維持させる対象喪失の悲哀，こころの痛みに徐々に焦点があてられるようになりました。この論文ではとくにこの悲哀をめぐる分析的相互交流のダイナミズムが細やかに描き出されています。患者の排出（具体的な投影同一化）する感情や思考を体験し，かつ細かに観察しつつ，治療者はみずからの逆転移の吟味も踏まえて，コンテイニングします。そして，穏やかな意味あることばとして患者に戻すのです。そこにおいて患者のこころという本来の場所に，悲哀の感情がそれと認識されて置かれるという，こころの健康な機能が達成されるのです。

　精神病の分析的アプローチがなし遂げることは，排出するしかない精神病水準の原始思考が，こころに置かれ考えられる思考へと進展することを援助することにあり，それはパーソナリティの精神病部分の機能を縮小させ，健康な部分を増大させるという進展をもたらすことです。非精神病者の精神分析が退行をてこにして進展するとするなら，精神病者の分析はまったく異なります。すでに極度に退化しているこころを進展させようと努める作業です。それは大変困難ですが，根気強い丹念なアプローチによって達成されうることを著者は著しました。

I　はじめに

　精神分析的心理療法が目指しているところは，クライエントが自分自身のこころに目を向け，内的世界を理解していくことへの援助である。しかしながら，精神病における心理療法のプロセスを進めていくには，治療者にもクライエントにも多大な困難が伴う。

　精神病における心理療法では，クライエントは治療者との交流の中に浮上してくる不安に持ちこたえられず，その不安や知覚は断片化され外界へ投影される。この断片化や投影という原始的機制を経ながら，クライエントは精神病性の不安である迫害不安や破滅 - 解体不安を，新たに生々しく体験する。このような時，その空間を共にしている外界対象でもある治療者も，強烈に戸惑ってしまう。その戸惑いが何なのかを理解できないままでいると，治療者としてかかわる私たちは自身の内からの不安に圧倒され，こころは激しく揺さぶられる。それゆえ精神病の治療では，クライエントとの間で何が起こっているのか，何ゆえになのかを私たち自身のこころを含めて理解することが，治療者として機能するためにとりわけ重要である。

　周知のようにメラニー・クラインは「妄想 - 分裂ポジション（paranoid-schizoid position）」の概念を提唱し，そのポジションを統合失調症の病理の発現点として研究した。こころの発達過程においては，それが順調に進展するならば，「妄想 - 分裂ポジション」からこころの成熟・健康へ向かう「抑うつポジション（depressive position）」へと漸次移行する。他方，妄想 - 分裂ポジションの迫害的構えへの逆行もありうる。ビオンは，このような妄想 - 分裂的な構えと抑うつ的な構えの間の揺れ動きを $P_s \to D$ や $D \to P_s$ と記号化した。

　「妄想 - 分裂ポジション」から「抑うつポジション」への発達上の重要な変遷過程で生じる抑うつ不安とは，悲哀，罪悪感，悔いなどの愛情欲動のもとに統合され，より成熟した感情を新たに体験していることである。すなわち，抑うつ不安とはいわゆる"こころの痛み"なのである。しかしながら，精神病ではこころの痛みに持ちこたえ自らのこころにそれを置いておくことは，そのクライエントにとってはひどく困難なことである。抑うつ不安，とりわけ悲哀の感情は，妄想 - 分裂ポジションでは迫害的に体験され，容易に迫害不安や破滅

不安に後退し変質してしまう。抑うつ不安がそれとして，こころの成熟のためにワークスルーされ難いのである。

本事例の精神分析的心理療法では，精神病の迫害不安や破滅 - 解体不安を理解し，それらをコンテインすることで内的世界に触れていくというアプローチを行った。ここでは，治療者の休みによる不在という喪失体験に対する迫害的な不安と悲哀感にまつわる相互交流を中心に呈示し，「悲哀という体験の難しさ」への治療的かかわりを考察する。

II 臨床素材

1．事例の現病歴および治療経過

事例A：心理療法開始時は20代後半の女性

幼少期のAは手の掛からない子だった。小学校時代から母や先生にほめられたい，認められたいと願い勉強に励んだ。友人はほとんどなく，中・高校では一人でいることが多かった。

10代後半に大学受験に失敗した頃から倦怠感が始まり抑うつ感を訴え，B病院（神経科）を受診する。この間，通院しながら短大を卒業し就職した。20代前半には，職場の先輩に「いじめられる」という被害念慮が出現した。やがて被害妄想と心気症状（「虚弱体質や気候のせいでしんどい」と頭痛・全身倦怠感の訴えになっていた）や抑うつ感で欠勤を繰り返した。

2回の自殺企図や衝動的破壊行為もみられ，20代半ばに私の勤務するC病院に入院した。診断は非定型精神病で精神運動性興奮がみられ，幻覚は聴覚要素が肥大化し（耳鳴り，外の物音が声になって聞こえるなど），妄想は浮動的であり，情動の変動を伴っていた。その後，Aは症状が改善し退院し通院を始めたが，しばらくして退職となった。この頃より「監視される」「人がつけまわしている」などの被害妄想が激しくなり，幻聴も訴え自ら1カ月間再入院した。このような経過で通院中の20代後半に主治医からの依頼で，Aとの心理療法（週1回，対面法，50分）を開始した。この頃，Aは現実の体験を妄想水準で迫害的（「道路工事が私を邪魔している」）にとらえていた。

心理療法実践期間の臨床経過の特徴は，彼女にとってよい対象が思い通りにならないと，強い羨望からよい対象を攻撃し破局に陥ること（解雇，20代後

半で結婚し離婚など)を繰り返していたことにあった。さらに亜昏迷状態にまで至る場合もみられた。それでもそれらの症状は徐々に改善し,過去や現在の喪失体験にAはようやく目を向け始めた。すなわち,抑うつポジションのとば口にたどりついたのだった。しかし,彼女はよい対象の喪失・不在がもたらす悲哀を受け入れることができず,抑うつ感情を持ちこたえることもできなかった。それゆえ,そこからの回復過程の進展は妨げられ,むしろ退行的に迫害対象・妄想不安が生じ,心気症状(「しんどい」,頭痛など)や被害妄想が現れ,入退院を繰り返していた。

2. 心理療法セッション

この事例のAと私の心理療法は約16年の長期にわたるもの(その後も主治医の治療は継続)であり,ここに呈示する臨床素材はその一部で,本章のテーマに関連する部分を描写する。

呈示の期間は,心理療法の12年目の終わり頃から約3カ月間で,デイケアに通い,友人ができていた頃である。心理療法のセッションは,治療者の臨時の休みが近づいた2週間前から呈示する(以下「 」:クライエントの発言,〈 〉:治療者の発言)。

セッション第532回

彼女は部屋に入るやいなや入口にたたずみ,前の週に「きれい」と言っていた花を見ていた。

面接が始まると「花がきれいだったのに,さみしい。……しおれているね」と前のセッションから続いていた話題を出してきた。そして「Dさん(デイケアの友人)が休んでいる」と,彼女はさみしげに涙ぐんで話した。

私は"しおれた花"と"デイケアの友人が休み"という彼女の話題を取り上げ,私が休むことへのさみしさと関連づけて〈花がしおれてさみしい。Dさんは先週も休み,私も2週間後は休んでいないし,あなたはさみしいのが続いているのかしら〉と伝えた。そうしたところ彼女は「うん」と返事をして俯き,「(治療者の休みは)前から覚悟してきたから。また,(心理療法が)ない。ショック……」と落涙した。そこで,〈再来週は,私がいないし〉と私が言いかけると,彼女は「言わんといて。不安。……さみしさが広がっていくの」「ちょっとドキドキする……私だけ,さみしい」と俯いたまま,涙を拭っていた。

私は，このような彼女の反応に内心驚いていた。それは彼女が，私の休み（不在）にこのような悲哀の感情を強く表したのは，この時がはじめてだったからである。
　しかし，この抑うつと悲哀感は長くは続かなかった。「昨日，夜，風が強かって眠ってないの。父さんがあぶない。お母さんも……わからない」と彼女はさみしさを持ちこたえられなくなり,不安にかきたてられ急速に混乱してきた。私は〈Dさんや私が休みでいなくなるから，さみしくて，どうしていいのかわからなくなっているのかしら〉と彼女がこころに抱える不安を解釈すると，彼女は「さみしい気持ちを，どこかへやっちゃおうとしているの……」と答えた。彼女は，さみしさを排泄しようとしていた。
　それからは退行口調で，「頼っていいかなあ……甘えたいなあ……」「つらい」と泣きだし，机に伏した。「さみしい……紛らわしたい……好きな歌手を見たけど，さみしさが消えない。今日はDさんに会えなかった……」と涙声で語った。彼女のさみしさと苦しさが私の胸に伝わってきたので，私は〈さみしい気持ちをテレビで紛らわそうとしたけれど，Dさんや私がいなくなるさみしさを，あなたはこころの中に持っているので，今日ここではその気持ちで私と触れ合っているのですね〉と理解し伝えた。彼女は「うん……つらいね」と，口唇をふるわせて泣いた。聴きながら私は彼女のその涙の意味をしみじみと感じていたが，彼女は急に「さみしい……。（ニュースで）イタリアとかで爆竹にあって死んじゃうのはいや……」とバラバラになる不安に圧倒されてきた。対応していた私は，彼女の不安の強さに圧倒され，どうしたのだろうかと戸惑った。だがそれでも私は，こころの中で先ほどからの彼女との交流を吟味してみた。彼女はさみしいという悲哀の感情に耐えられず，こころがバラバラになる解体の不安を感じて圧倒されていたのだ。
　「悲しいと思っていると，お父さんが怒るの……何も言わないけど，避けるの」と，彼女は自分の怒りと悲しみを避けたい思いを父に投影した。それを受けて私は〈あなたは，悲しい気持ちを避けたくなってきたのかしら〉と伝えた。すると彼女は，「避けている。……ここのお母さん（治療者のこと）だけ，さみしいのをわかってくれる」と俯いて泣き，涙と鼻水でぐしょぐしょになった顔を，ぐしょぐしょになったハンカチでふいた。しばし沈黙していたが，ふたたび泣きだし，私に向かって「お母さん，死なんといてね。大事なお母さん」

と涙声で訴えてきた。いまや彼女の中では，"私の不在は，もう永遠に会えない死"につながっていると理解したので，私は〈私がお休みしていなくなると，あなたの中には私が死んだように，ずっといなくなる怖い不安があるのかしら〉と解釈した。「うん，ある。不安がね，怖い……」と彼女は答え，私の不在が私の死につながるのを恐れていたことが，私たちの間で分ち合われた。この日の面接終了時には，彼女は「ありがとうございました」と，きちんと挨拶をして帰った。

このセッションが終わった時，何か重くて大切なものが彼女との交流にあったと私は感じていた。そして，その重くて大切な悲哀感を彼女との間で触れ合い保っていこうと私は思った。

セッション第 533 回（私の休み直前のセッション）

その日のセッションに彼女は時間通りに現れたが，挨拶もせずに，やや退行口調ですねるように話し始めた。「今日は，眠たい。Dが休みだった」そして，「いないの。必死やのに。Dさんに会わないし，やけ食い」と続け，机に伏した。彼女は，「ジンときてさみしいの」と頭が机につきそうになるまで俯く。その後「ああ，眠たいなあ。眠ってしまいそう」と俯いて，本当に眠ってしまいそうな様子が続いた。

私は彼女のそばにいるにもかかわらず，この触れ合っていない感じに戸惑いを覚え，独りぼっちにされている感じだった。前のセッションで重くて大切なものと感じたものは，彼女と私の間で相互に交流するようにはならず，私のこころにそのまま取り残されていると私は感じた。この心的体験から，私はいま何が起こっているのかを思いめぐらした。そうしたところ，彼女には，"すでに私が休みでないと感じられているのだろう"との理解が私に生まれた。それを彼女に伝えると，「避けたくなっているの。ぴったり……。先生がいないのを訓練しているの」と彼女は即座に肯定した。そこで私は〈そうして，今のあなたは，私と触れ合わず，独りぼっちで放っとかれたこころになっているのかしら〉と解釈した。

彼女は目を閉じ，引き続き退行口調で，「さみしいこと，シッシイ（排泄）しているの。……眠たい。一回会わないと，先まで会わないと思っちゃうの。……疲れた。肩こっている。……足首も痛いの，時々痛いの。まだ眠たい。ああ，来週休みや……さみしい気持ち出ていかない。……E（元の夫）は捨てち

ゃうの。さみしいのはいらん」と悲哀を排除し，こころの苦痛は捨てる，すなわち排除されたものは身体感覚の痛みとして現れていた。このダイナミクスを〈私が休みでさみしくて苦しいから，さみしい気持ちになるものを捨てようとしているのかな〉と，彼女にこころの痛みとして共感的に私が解釈してみると，「さみしい時，先生に腹立つの。さみしくさせるから……好きなのに腹立つ時，うれしい時あるの。混ざらんの。複雑やね，自分のこころ。さみしいのをどうしていったらいいか……。逃げるの。今日は一日眠いけど，さみしいのに付きあった」と，彼女は自らアンビバレントな感情への戸惑いをはじめてはっきりと語った。

このように悲哀を保持することに苦しみながらも，何とかさみしさを保とうとしている彼女のこころを私は感じた。そしてセッションの終わりには，それがアンビバレントな感情として語られた。このように悲哀の感情を保とうとしている彼女のこころは，次の休み明けのセッションではっきりしてきた。

セッション第534回（休み明けのセッション）

彼女は，私の顔を見るなり，「先週さみしかったよ。先生はいないけど，（面接室の前まで）2回来た。さみしくて帰った。いつもいてくれるのに。しみじみさみしかった」「先生はさみしかった。私に会えへんとさみしかったのだろう」「よかったわ，会えて……。さみしいのに浸っていた。寒い……先生がいる。いないとこんなにちがうのか。先生を頼りにしているなあ……」と一気に話した。

「先生がいないから，気晴らしにショッピングに行ったら（店は）休みだった。それでお菓子を買って，父，母と三人で食べた」と彼女はさらに続けた。それを受けて私は〈さみしさを晴らそうとしていた代わりも休みで，よけいさみしくなったのね〉と伝えた。「ダブルパンチ。さみしさに浸った。抜けへんなあ……あきらめたの……。自分のリズムがあるし，さみしくて，家におるより病院へ頼ろうとしてデイケアで本を読んでいた。Dさんも休みだった」「いない。さみしい。ここの入口に来て，"先生いてね"と思いながら帰った。……さみしくなると腹立って，さみしい気持ちが出ないで，腹立つが出てきた。（やや小声で独り言のように）前はさみしいから腹立っていたなあ」と語る彼女の話に，私は耳を傾け続けた。

その上で私が，〈私に腹立っているのは，すごくさみしいから〉と伝えると，

彼女は「うん」と言い沈黙した。それから間を置いて,「さみしかったよ。一回会わないと,永遠に会えない感じして怖い。(俯く)なんかね,さみしい思いと独りぼっち抜けられない気がしたの……今回,さみしいのをシッシイ(排泄)するのが出てきたが,シッシイするのをあきらめてよかった。さみしいのに潤ってきた」「洗面器に冷たい水を入れて,手を浸し,じっとしている。冷たくなってくる。シッシイをあきらめた。冷たいのに慣れてくるの。……水に(手を)入れたらはじめ冷たいけど,水の中の方が温かい感じになるの。先生と来週会う希望。そう思って浸っていた。はじめて。前は闇と思った。希望が出てきた」と,悲哀に彼女のこころが持ちこたえていた。しかしながら続けて彼女は,「左足首が痛い,体に出ているの。さみしかったもん。体に不満が出ているのね。いやなところ出る……」と語り,こころの痛みの一部は身体の痛みになっていた。私が身体の痛みをさみしさにつなぐと頷き,沈黙後「つらかった,(目を閉じ)さみしさで,こころがチクチクしていた……疲れた……。会えてよかった」と応えた。

　このセッションで,彼女は私との間でさみしさに触れ合った交流をし,悲哀感を持ちこたえることができた。私は,彼女のこころにひとすじの望みを見いだした。

セッション第535回,536回
(その後の2セッションを,彼女と私の交流を中心にまとめた。)

　彼女は,私との関係が「深まってきているけど壊れるのはさみしい。どんなことがあるのか。……心配と期待……」「深くなって喧嘩したらどうしよう……。難しいなあ。また祭日で休みやね。この頃,複雑や。さみしいの」と,アンビバレントな思いを述べていった。私は〈私が休んださみしさが,今もずっと続いているのですかね〉と解釈したが,それに応えて彼女は「続いているなめ,さみしかったの。いなくてシュン」と言いながら俯き,「さみしさに腹が立つ。さみしいと,こころが落ち着かないから腹が立つ」と目を閉じ,沈黙した。

　その後,彼女は,「何かわからんけど,つらいのを消しているの……」と,さみしさを持ちこたえることが苦しくなり,「先生のこころが痛む」と痛みを私の中に投影同一化した。それを受けて私がその投影を解釈すると,彼女は落涙しながら俯き,数分沈黙したのだった。こうして彼女は「自分のつらいこと,無意識に消しているよ」「こころ疲れた。忘れたことやのにつらかった」と,

抑うつ的な構えに戻った。しかしながらその後,「腹立つ。さみしいより腹が立つが先に……。今日は疲れたの……もう時間やね。(目を閉じ)眠たいわ」と,彼女はこころの苦しさから退避して,眠いと体で持ちこたえようとした。

私に腹を立て衝突し,関係が壊れて私を失うことの怖さとさみしさのテーマは続いた。彼女は「怖い。関係が深くなるにつれて緊張,ドキドキする。こころチクチク,めちゃくちゃいや」と,かなり動揺しながら語った。続いて「さみしさがこたえた。先生が休みやと来週も,再来週も会えないから,こころ細くなって悲しかった」と言い,沈黙した。私は彼女とこころが触れ合ったと感じたので〈今,私と悲しかったこと,触れ合っていますね〉と伝えた。それを聞きながら彼女は頷き,涙した。

そして終了の時間が来た時には彼女は,「今日の話はしんどかった。ここ(胸)ずっと曇っている感じ。雨降りそうで降らない感じ。暖かいけど気持ち悪いの。チクチクすると思う」と述べた。〈今,こころが暖かいのと,気持ちが悪くてチクチクするのと二つの気持ちがあるのですね〉と私が返すと,彼女は頷き,「疲れた。……ありがとうございました」と面接を終えた。

彼女は,このように抑うつ不安を持ちこたえることにヘトヘトになり,次のセッションは休んだ。

セッション第537回

彼女は,甥・姪に腹が立ち喧嘩しそうになった話から語り始めたが,そのまま続けて倒産・リストラのニュースを一気に話した。私はそれらの話題を,私に腹が立ち私と衝突し,私との関係が壊れ失う怖さと理解し,倒産のように彼女と私の関係が壊れる怖さを解釈した。しかしながら,この解釈は彼女の切迫した不安なこころに対する解釈として曖昧であり,彼女のこころには届かなかった。その結果,彼女は「怖いね」と不安になった。

話し続ける彼女は怖さに耐えられず,「耳鳴りする,リストラ。Fさん(元の上司でいじめられたと被害念慮の始まりの人)が怖かった。つらかった」と言って机に伏せた。そこから「先生,Fさん……」と混乱を見せ始めた。私はここに介入の必要を感じたので,〈今,あなたは私をFさんのように怖いのかしら〉と問いかけた。彼女は少し頷き,眠そうに机に伏して,横向きながら「ヘトヘト……休むわ(と目を閉じ)。いじめる厳しいお母さん。ちょっと疲れたから休みたい」と言った。ここでの交流では,何かフィットしていない感覚

が私に残った。

その後,彼女は飛行機事故のニュースを話題にし「私が怒ると飛行機が落ちる」と語り,解体 - 破滅不安を感じていた。また「いやな思いさせ,苦しめる」と迫害的な不安も顕わになった。私はいじめる厳しい母になり,精神病性転移がさらに明瞭に現れた。ここで,私は〈あなたは,飛行機が落ちて壊れるように,私との関係も壊れて失うと浮かんできて,その怖さが続き,苦しく耐えられなくなってきているのですね〉と解釈した。彼女は私への思いを「やさしい,厳しい」「原因はさみしい。限界があるもの」と言い,「(治療者と)一緒に帰れない。さみしい」と語った。聴いている私は,彼女の語ることに悲哀の感情を実感したので,私は〈私とずうっと一緒にいられないから,あなたはこころの中がさみしいから,私に腹が立ってくる。いなくなる,なくなることは,あなたには大変なのですね〉と伝えた。「そう……本当」と彼女は涙を何度も拭い,じっと沈黙し悲哀感に戻ることができた。

私は,このセッションの前半では私たちの交流が何かフィットしていない感覚を覚えたが,後半では私たちは触れ合っていると感じた。

セッション第538回〜541回

祭日休み明けのセッションでは,彼女は「聴いて欲しい時は(治療者が)いなくて,さみしくて腹が立っている」「自分がさみしくなるの」と悲哀感が自分のこころの中にあるものとして,私との間で体験できた。そしてそれだけではなく,「自分のこころの中に湧いてくるさみしさを持っていられなくなるの」「さみしさだけが続かず,心細いから放っておかれるに変わってくる」「さみしい気持ちが変化してきて,心細くなって独りぽっち,それがいやで腹を立て,さみしさを投げたくなり,そこら辺で(気持ちを)よしよしできなくなるの」と,悲哀感を持ちこたえられない内面もここでは語ることができた。私の不在時のさみしさとその腹立ちの間を彼女が揺れ動いていることを,私たちは共有した。「二つが押したり,引いたりしているの。苦しいね。体に出るの。一番しんどい時やね。保っているだけで精一杯」と彼女は語った。

こうしたなか,妹の出生時(3歳時)に独りぽっちで留守番をさせられた過去の体験を想起したのだった。この奥に絶望感と深い悲しみがあり,私にも同じような思いをさせられる恐怖と不安が今ここにあると,私は理解し伝えた。すると「深くかかわるのが怖い。この先の関係が怖い。闇」「私は,もつれた

ら切るの」と彼女が語ったので，私は〈あなたが切るから，独りぼっちの不安が出てくるのですかね〉と返した。彼女はそれを受け止め，「そうか。そういうのは錯覚しているの」と落涙した。

しかしその一方（セッション540回），彼女は「活力に満ちて，明るく楽しい関係を持とうとするの」と躁的防衛を見せた。その彼女の強がりに私は，〈あなたはそうしないと，悲しくなり，苦しくて耐えられないからですかね〉と語りかけた。すると彼女は，私と関係が深まって喧嘩して私を失う不安を語り，「私の中に先生や母親より厳しい母親（内的対象）がいる」「怖い自分の中のお母さん（内的対象）が先生になったらどうしょうと思って怖い」「母と（こころの）母（内的対象）をダブらせて，戦ってきた」と，彼女の中に外的対象と内的対象の分離の兆しと，対象の混同を引き起こしていた投影同一化が消褪する動きがみられてきた。

その後，彼女は友人の父の死の話題から，大事なものを失うつらさと過去に壊れたもの（仕事，結婚など）について述べた。私は，私たちの関係は休みがあり途切れても，さみしさと心細さに触れ合って続いていることを彼女に伝えた。すると彼女は，「（こころを）よしよししようとしているけど，持っているだけで精一杯，つらいなあ」としみじみと語ったのだった。

III 考　察

1．クライエントがこころの痛みに持ちこたえられない時の治療者のかかわり――心理療法過程からの検討

精神分析においては，クライエントの内的対象関係およびその現実としての治療者-クライエント関係を理解するための基本モデルとして，母親と乳幼児との関係をおいている。そこでこの事例を考察するにあたり，ビオン（1962a）が思考の研究において提示した，母子の相互交流モデルを援用してみる。

ビオンは思考の発生や発達を，母親と赤ん坊の交流関係をモデルにして説明している。

赤ん坊が空腹になり，飢餓という欲求不満を解消し満足をもたらすよい乳房がそこにない時，赤ん坊の内面では，攻撃してくる悪い乳房の出現という幻覚としてそれが体験される。赤ん坊がその欲求不満に対して持ちこたえる力があ

れば，その不在の体験をこころに保持できて，不在の乳房の概念が形成され，それは「よい乳房がない」という思考となると述べている。しかし，赤ん坊がその欲求不満に対して持ちこたえることができず，報復的に悪い乳房を破壊攻撃してしまう場合は，不在の乳房の概念も思考も形成されず，思考能力の発達を妨げる。そして，思考形成の代わりに過剰で万能的な投影同一化により，（苦痛な情緒の）排泄のみを行うとしている。

　クライエントとの相互交流を，上記の視点から順番に経過を追って振り返ってみる。

　1）心理療法の経過は，私の休み（不在）をめぐる彼女と私との交流が中心である。セッション532回で，"しおれた花"と"デイケアの友人が休み"との彼女の話題を私は聴きながら，この話題は私の休み（不在）をめぐる彼女の感情の反映（さみしさ）であろうという思いが，私のこころの中に湧きあがってきた。私は，その湧きあがってきた感覚や感情を吟味した。そこで私は，私の不在が近づいていることが，彼女にどのように体験されているかに注目した。彼女のこころは，私の不在について悲哀の感情（さみしさ）という抑うつ的な構えで，この事態に向かい合おうとしていると私は感じた。すなわち，彼女にとっては抑うつ不安という新しい不安への直面でもある。そこで，私はこの悲哀の感情に触れ合い，彼女のこころの状態への理解を伝えるタイミングに注意を払った。そして，私は彼女にその理解を伝え，彼女と共に悲哀の感情を確認した。

　ところが，その気持ちからわずかしか時間を経ていないにもかかわらず，彼女のこころには私の不在について，妄想-分裂ポジション水準の恐れと不安が生じていた。彼女は私の不在をめぐるこころの苦痛に持ちこたえられなくなって，抑うつ的な構えから妄想-分裂的な構えに揺れ動いた。

　妄想-分裂的な構えになった状態では，彼女の体験している自我の機能は破壊攻撃され，自我が断片化されていた。その断片は破壊的に対象に投影され，彼女には外部から破壊攻撃が差し迫っていると体験されていた。この体験は，「爆竹にあって死んじゃうのはいや……」などのプリミティブな話題となって現れた。さらに自らの怒りと悲しみを避けたい彼女の思いは，父に投影されていた。これは，彼女のこころの中の悪い対象を排除し，苦痛な情緒の排泄を行ったのだと，私は考えた。さらに彼女の私の不在にまつわる不安は，私に向か

って「死なんといてね」と訴えたように，彼女の中では"もう永遠に会えない死"につながるまでに至っていた。もはや彼女は，解体の不安に圧倒されていたのだ。

　この状態の彼女の投影同一化は，内的あるいは外的現実の気づきをもたらす思考の萌芽や感覚をも，断片化し投影し排除していた。この排除は，彼女の自我が現実を知る手段を排除し，彼女のこころは考える方向には向かわなかった。その結果，彼女は現実を吟味することができず，"私の不在は永遠に会えない死"につながっていった。

　私は，彼女の恐れている不安を言語によるコミュニケーションだけでなく，彼女の振る舞い（俯いて泣く，しばし沈黙）や表情（涙と鼻水でぐしょぐしょになった顔）などの非言語コミュニケーションからも理解した。そして私は，彼女の恐怖と不安を解釈することができ，彼女の不安を共有した。その結果セッションの終わりには，彼女は何とか抑うつ的な構え（穏やかに礼を言う）に戻ることができた。

　2）534回（休み明けのセッション）で，彼女は「さみしいのに潤ってきた」「洗面器に冷たい水を入れて，水に（手を）入れたらはじめ冷たいけど，水の中の方が温かい感じになるの。先生と来週会う希望。そう思って浸っていた。はじめて。前は闇と思った」と語った。彼女が洗面器の水に手を入れた喩えは，抑うつ不安（悲哀の感情）の保持をもの語り，私の不在を現実のものとして認識できていた。さらに彼女は「先生と来週会う希望」と語ることができ，自らの体験や感情について考えて，現実を受け止めようとしていた。

　このように，彼女は抑うつ不安に持ちこたえたが，それは十分なものではなく，持ちこたえられない悲哀の感情は，彼女のこころから排泄されていた。その一部は投影され迫害的対象へと変質し，彼女を苦しめる対象として「左足首が痛い」などの訴えになっていた。この痛みは，こころという彼女の中で考えるあるいは感じることの代わりに，投影同一化により排出され具象化した対象である。すなわち，こころの痛みが身体の痛みとして知覚されていると，私は理解した。さらに，この身体の痛みは，彼女が「体に不満が出ているのね」と述べたように，彼女には精神的なものと身体的なものとの境界線上にあるものとして体験されていると，私は考えた。これを踏まえ，私が身体の痛みをこころの痛みであるさみしさにつなぐと，彼女はこの痛みを「さみしさで，こころ

がチクチクしていた」とこころの体験として受け止めることができた。

　3）540回のセッションで，彼女は「活力に満ちて，明るく楽しい関係を持とうとするの」と語った。これは，抑うつ不安を排除しようとする躁的防衛であった。この防衛は，私の不在による対象喪失が引き起こす抑うつを否認するだけでなく，私という対象への依存の自覚も否認することになっていた。このように現実を否認する彼女のこころには，真実を知るための心的作業が働いていなかった。私はこの理解に基づき，躁的防衛の奥にある彼女の悲哀の感情と触れ合い続けた。

　1）〜3）の私のかかわりは，彼女の原始的な不安を軽減し，より現実的な不安（すなわち抑うつ不安）に変容させただけでなく，彼女自身が自らの経験や感情について考えるとば口に立った。このように，精神病状態のクライエントがこころの痛みに持ちこたえられない時に，ビオンが思考の研究で提示した母子の相互交流モデルという視点は，治療者とクライエントの相互交流の理解に有用である。

2．投影同一化とコンテイナー／コンテインド——逆転移の活用

　ビオンは投影同一化の働きが，単に投影の主体（乳児，クライエント）の空想だけでなく，その受け手（母親，治療者）にも影響を与えると述べている。さらに，母親と赤ん坊の交流をモデルにして，投影同一化の働きと母子の交流での母親のコンテイニング機能を明らかにした。赤ん坊は，苦痛ゆえに自らの内界から思考や感情を，投影同一化により排出する。それらの思考や感情を，母親はもの想い（夢想；reverie）というこころの状態を受け皿にしてコンテインし，赤ん坊がつかめていない意味を理解し，その意味を持ちこたえられる形にして赤ん坊に戻し，赤ん坊の苦痛を和らげる。このような二者間での交流の根底をなすその関係性の質として，コンテイナー（包むもの）とコンテインド（包み込まれるもの）という概念を，ビオンは提唱した。コンテイナーとコンテインドの間のダイナミズムに介在する機制が，述べてきた投影同一化なのである。

　このモデルは，治療者‐クライエント関係の相互交流で，治療者がクライエントに示す母親的な機能にもあてはめて使われた。すなわち，治療者は理解し

たことをクライエントが持ちこたえられるほどのものにしてクライエントに解釈していく。つまり，治療者のコンテイニング機能である。
　このコンテイナー／コンテインドの視点から彼女と私との相互交流を振り返り検討する。
　1）逆転移に気づき，目を向ける。私の不在が近づいた直前のセッション（533回）で，彼女の「眠い」と俯いてしまう振る舞いに，彼女のそばにいるにもかかわらず，この触れ合っていない感じに私は戸惑った。この時私自身の中に，独りぽっちにされている感情や感覚が湧いていた。この感情は，彼女の不安感情の反映として私のこころの中に喚起された逆転移である可能性を，私は吟味した。彼女の不安と私の中に湧いている不安は重なりつながっていることに，私は気づいた。この逆転移は，彼女が持ちこたえられず排泄し，私に投げ入れた（すなわち投影同一化している）感情や感覚への私の反応だった。
　次に私は，彼女が私との間で何を体験しているかを思いめぐらし，私のこころの中でそれらを集めてつなぎ，意味を生成した。彼女は，すでに私が休みでいないという不在を感じているのだろうと，私は理解し，解釈として伝えた。私のこの心的作業と介入は，クライエントの内的な深い不安を取り扱うことを可能にし，彼女が耐えられない悲哀の感情を持ちこたえられるほどのものにして，戻していくコンテイナーの機能を果たしたと考える。
　2）彼女の内的世界の不安をコンテインすることの失敗と修復。537回のセッションの前半で，彼女は私との関係が深まり，関係が壊れたらと喪失の不安に耐えられなくなっていた。その表れとして「Fさんが怖かった。つらかった」「先生，Fさん……」と混乱してきた。私自身が彼女から感じた不安の強さに圧倒された結果，〈今，あなたは私をFさんのように怖いのかしら〉と問いかけた。彼女はそれを受けて，少し頷き，眠そうに机に伏して，横向きながら「ヘトヘト……休むわ（と目を閉じ）。いじめる厳しいお母さん。ちょっと疲れたから休みたい」と言った。
　私の介入後の彼女の発言や振る舞いなどから，私は彼女との交流でフィットしていない感覚（違和感）を覚えた。この介入は，彼女の不安を私がそのまま押し戻してしまう結果となっていた。それ以後は彼女との交流を進めていこうとしても，私の中で思考が停滞している感じを拭えなかった。このため私が自分自身を省みると，私はいつもに比べ不安になっており，彼女の混乱状態に，

つまり彼女の大規模な投影に縛られた状態にあるといえることに，気がついた。

　彼女の混乱は，彼女にとっては苦痛でわけのわからない恐怖から逃れようとするあがきのコミュニケーションでもあったのだが，やや性急な私の介入は彼女の不安を包み込める性質のものではなかった。この後，前回までのセッションで私と彼女が築き上げてきたつながりは，脆くも急速に崩れ始めた。つまり，連結への破壊的攻撃が生じていたのであった。その結果，彼女には外部に悪いものがあり，それが自分（彼女）を苦しめる迫害体験になっていた。彼女は，その後の私のかかわりを被害的な意味にとらえた。すなわち，彼女には治療者である私が，彼女を苦しくさせている悪い対象（いじめる厳しい母）として体験されていた。それは，転移関係の中で精神病性転移として現れた。

　さらに彼女は「私が怒ると飛行機が落ちる」と述べ，彼女のこころには，強烈な破壊的感覚が突出してきた。その感覚的な体験は，飛行機が落ちて破壊されて粉々に解体していくように，彼女自身の身体が壊れて断片化してしまう恐怖の体験となった。この不安は，たまらなく苦痛でわけのわからない悪い自己（「私が怒る」）により，自分の中がバラバラに断片化してしまうような不安（「飛行機が落ちる」）であったのであろう。実際のところ，聴いていた私は彼女の破滅‐解体不安により，さらに不安を感じてしまっていた。

　しかしながら私はセッションの後半で，彼女の喪失の不安からの投影同一化に縛られているための性急さや考えられなさ，という逆転移に気づくことができた。その逆転移による不安の気づきから，いつものようなかかわりができずにいる自分にも私は気づいた。つまり私は，彼女の耐えられない不安をコンテインし，内的世界に触れることを滞らしていたのだった。こうして逆転移に気づくことで，私は自分自身の不安に何とか持ちこたえることができた。私を不安にさせていた逆転移は，彼女の内界からの投影物であり，クライエントが抱えられずに排出している不安や苦痛であったのである。この過程において私は，この逆転移を吟味し理解することにより，彼女をより深く理解できた。ここで私は，彼女が迫害不安に支配されていることを解釈するよりも，彼女の恐れとさみしさを彼女自身のこころの不安や苦痛として体験できるように援助することが重要であると認識した。その結果，私は逆転移により知覚した彼女の不安や苦痛といったコンテインド（包み込まれるもの）を，私のこころに包み込ん

だ。そしてその意味を理解し，次に彼女の耐えられない不安や苦しさを解釈によってコンテインした。

このように逆転移の活用によって，彼女の激しい不安への共感的理解が進み，治療者としての私の機能が回復してきた。それゆえ，セッションの後半では，私たちは触れ合っているという確かな感覚，すなわちこころのつながりを感じていた。

この過程は，母子間の発達促進的なコンテイナー／コンテインド関係に即したものであり，彼女の耐えられない感情を持ちこたえられるほどのものにして戻していく私は，コンテイナーの役割を果たしていたのである。この解釈を受けて彼女は，私への思いを「やさしい，厳しい」とアンビバレントな感情を語り，さらに「原因は，さみしい」と悲哀感に戻ることができ，彼女と私との間に実感のあるアンビバレントな感情という新たな理解が生み出された。さらに，彼女は「限界があるもの」「(治療者と)一緒に帰れない」と語り，経験について考えることができた。その思考は現実を踏まえていた。

このセッションのように，投影同一化は，治療者の思考や判断をしばしば妨害あるいは混乱させる一方で，クライエントと治療者との相互交流性コミュニケーションという側面も持っている。治療者が後者の側面をいかに見出すのかが重要であると，私は付け加えておきたい。

以上述べてきた彼女と私の相互交流を通じて，彼女には耐え難い不安を私に理解してもらった安堵だけでなく，彼女は自らの体験について考えるとば口に立ったのであった。このことは，彼女がこころの痛みを持ちこたえる助けとなり，彼女の激しい投影同一化を徐々に低減していくことにつながった。

3．治療技法の視点

本事例において考慮したかかわりを，治療技法の視点からまとめれば次のようになる。

1) クライエントがこころの痛みに持ちこたえられないことを，言語によるコミュニケーションだけではなく，振る舞いや表情などの非言語コミュニケーションによってもコミュニケートしていると治療者は気づき理解していく。

2）クライエントと治療者の関係の中で，治療者はクライエントの不安のありように注目し，悲哀の感情など抑うつ不安の現れと，投影同一化の過程をこまやかに理解する。その上で治療者は，クライエントがこころに持ちこたえられない苦痛を共有し，こころの不安と悲哀の感情に触れ合い続ける。

3）治療者は，クライエントの妄想‐分裂的な構えと現実的で抑うつ的な構えの間の揺れを，きめ細かくみる。

4）治療者は，クライエントの投影同一化に目を向け，さらに，この投影同一化により喚起させられた逆転移を吟味していく。このことが，クライエントの理解の大きな手掛かりになる。

5）治療者は，クライエントが排出している不安や苦痛といったコンテインドを治療者のこころに包み込み，その意味を理解し，彼女の耐えられない苦痛や不安の解釈を通してコンテインした。この過程において，治療者はクライエントの耐えられない悲哀の感情を持ちこたえられるほどのものに変容させ戻していく，コンテイナーの機能を発揮する。

6）クライエントとの関係で，治療者が不安に圧倒されそうになる時があっても，その時にこそ治療者は自分自身に目を向け続ける勇気が必要で，ここにクライエントとの忍耐強いかかわりが求められる。

Ⅳ　おわりに

　精神病状態にある彼女のこころが回復に向かうには，私の不在をめぐる悲哀の感情（さみしさなど）が，彼女のこころで充分に体験できるようになることが重要であると，この事例を通して私は理解した。しかしながら，彼女にはこころの痛みを伴う悲哀の感情を持ちこたえることは難しかった。それゆえ，本章では「悲哀という体験の難しさ」に対する治療的かかわりを，描き出すように努めた。

　この治療的かかわりでは，治療者はクライエントがこころに持ちこたえられない痛みや不安の解釈を通してコンテインすることの重要性について考察した。

文　　献

Anderson, R. (ed) (1992) Clinical Lectures on Klein and Bion. (小此木啓吾監訳（1996）クラインとビオンの臨床講義. 岩崎学術出版社.)

Bion, W. (1962a) A Theory of Thinking. In : Spillius. E.B. (ed) (1988) Melanie Klein Today. Volume 1. Routledge, London. (松木邦裕監訳（1993）思索についての理論. In：メラニー・クライン トゥデイ②. 岩崎学術出版社, pp.34-44.)

Bion, W.R. (1962) Learning from Experience. Heinemann, London. (福本修訳：経験から学ぶこと. 精神分析の方法１―セヴン・サーヴァンツ. 法政大学出版局, 1999.)

Klein, M. (1946) Notes on Some Schizoid Mechanisms. In : The Writings Melanie Klein vol.3. The Hogarth Press, London, 1975. (小此木啓吾・岩崎徹也責任編訳（1985）分裂的機制についての覚書. In：メラニー・クライン著作集４「妄想的・分裂的世界」. 誠信書房, pp.3-32.)

松木邦裕（1996）対象関係論を学ぶ. 岩崎学術出版社.

松木邦裕（1998）分析空間での出会い. 人文書院.

松木邦裕（2000）精神病というこころ. 新曜社.

Rosenfeld, H. (1987) Impasse and Interpretation. (神田橋條治監訳（2001）治療の行き詰まりと解釈. 誠信書房.)

鈴木千枝子（2001）妄想 - 分裂ポジションから悲哀感の体験へ―ある非定型精神病の精神分析的心理療法から. 日本精神分析学会第47回大会抄録, pp.146-147.

第6章 妄想の中の抑うつに出会うこと

椋田容世

椋田論文の紹介——松木邦裕

　未だ急性期の混乱著しい精神状態にある統合失調症者との精神分析的心理療法に果敢に取り組んだ記録が，本論文の基盤です。それはまさに最悪の情緒の撹乱から始まります。そして著者は「思わしくない仕事に最善を尽く」そうとします。

　著者は，圧倒してくる巨大な妄想の嵐の中に，抑うつ態勢への進展をうながす微細な素材を見出し，それに触れる解釈を通して，そこから現実的な意味が生じてくる交流を築いていきます。そうした抑うつを体験できる病者の自己と手を結ぼうとする著者の試みは，繰り返し病者の精神病部分からの羨望や憎しみによる連結への攻撃にさらされ，分断されます。情緒の嵐はたやすくは治まりません。しかし著者の不屈かつ丹念な分析作業の成果として，やがて象徴機能の回復，健康な自己の喪失への mourning work が認められてきたのでした。

　著者は病者の堅固な妄想に正面から向かい合い，今日の精神分析らしく，構造ではなく機能面から妄想をダイナミックに解明しました。また技法的には，病者の精神病部分と非精神病部分の双眼視という視点を明確に打ち出しています。本論文も，精神病の分析治療の目標と意義を明瞭に描き出していることに読者は得心されるでしょう。

I はじめに

　精神病者のこころは、破滅 - 解体不安や迫害不安に圧倒され、パーソナリティの非精神病部分（健康な部分）は著しく脆弱化している。猛威を振るう精神病部分により、現実や現実知覚をなす非精神病部分への激しい攻撃が行われ、その支配的体系化によって妄想が構築される。そこでは、万能感の喪失という抑うつ的なこころの痛みに持ちこたえられず、妄想 - 分裂ポジションでの防衛によってそれに対処しようとするこころの動きが見られる。

　しかしながらその一方で、圧倒的に優勢にある精神病部分の陰で、微かに作動している非精神病部分が存在している。それゆえ精神病の治療では、これら両部分とのコミュニケーションを行いながら、弱体化したこの非精神病部分と手を結ぶことが重要となる。そのためには、投影同一化によって築き上げられた妄想の世界を見つめることを通じて、両部分の機能や精神病者が抱える不安や恐れの性質、それらの表われ方や構造について理解を進めていく必要がある。妄想は抑うつポジションへの進展を阻止するものではあるが、進展を促す素材を必ず含んでいる。

　ここに、ある統合失調症者との2年7カ月間の精神分析的心理療法経過を呈示し、迫害不安に覆われていたこころに抑うつ不安がその姿を現す過程を示して、妄想の中に抑うつを見出すことの意義について検討したい。

II 臨床素材

1．症例の概要

　症例は初診時30代後半の独身女性Cである。Cは高校卒業後、就職した年に統合失調症を発症し、勤務先を1年で退職し、A病院にて1年半の入院加療となった。以後、20代半ばにB病院で8カ月間、医療保護入院となった以外は、外来での治療を継続していた。しかし、30代後半になって突然治療を中断し、新たに受診したクリニックで処方された睡眠薬を多量服薬し、救急入院している。その後、街中で若い女性を殴り警察に保護されるという出来事以降、家族との会話および食事をほとんどしなくなり、自室にガムテープで目張りを

してひきこもる生活を送っていた。

　Cが両親に伴われ，私が勤務していた病院を受診した時には，治療中断から6カ月が経過していた。活発な独言や亜昏迷の状態にあり，初診後，医療保護入院となった。入院後は，著しい幻覚・妄想による周囲への攻撃的言動により他患とのトラブルが続き，保護室使用となった。しかし，薬物療法によってそれらはやや鎮静化され，入院の約3カ月後に主治医から心理療法の依頼を受け，面接が開始となった。治療セッティングとしては週2回，1回50分，対面法を採用した。

2．経　　過
第1期：凄まじい妄想の嵐（第54回セッションまでの8カ月間）

　私との面接でCは，今は戦争のただなかにあり，人が刺し殺される音や人のうめき声，叫び声が聞こえる，日本中の警察官がおらずアフリカ人が不法侵入してきている，自分はここに拉致されており，日本人の男性は出征して日本にいないため女性ばかりで結婚できない，と繰り返し訴えた。セッション中も独言が頻繁に見られ，「隣の家には得体の知れない化け物が住んでいた」と述べるCは，しつこく付きまとってくるある妄想対象からの「おまえを全世界から叩き出す」「おまえなんか絶対，結婚できない，自殺しろ」などの「超音波の声」にひどく脅かされ続けていた。Cの激しい迫害不安は極めて性愛化されており，「レイプされた後，ごみ箱に捨てられるんです」「和合のために何人もの男性とセックスさせられて，片足をもぎ取られ目ん玉をくり抜かれて，髪の毛を毟りとられるんです。生き地獄……もう死にたいです」とCは険しい表情で語った。

　面接室は華々しい妄想で埋め尽くされ，途切れることなく早口で話し続ける彼女に対して，私は口を挟む余地がまったく見出せず，また，わずかな合間を縫って発する私の言葉は，猛々しい勢いのCの精神病部分によってことごとく遮られた。私は，彼女の話すスピードや話題の目まぐるしい展開についていけず，次々に登場する人物や話題においてCの内的世界の何が語られているのかが掴めずにいた。思考が麻痺し切り刻まれていくような感覚の中で，混沌とした世界に完全に封じ込められているような息苦しさを感じていた。それは，まさしく彼女が入院前，自室に目張りをし閉じこもっていた世界であり，彼女か

ら私の中に投げ込まれ，彼女自身が体験している凄まじい精神病の世界であった。

彼女は，私という迫害対象が侵入してくることを非常に恐れており，私から侵入されないよう話し続けることによって，こころに目張りをしているようだった。そこで私は，Cから語られるものに，まずじっと耳を傾け，Cが体験している不安や恐怖，苦しさや怒りに対してほどよく共感を示し，穏やかな態度でそれらをコンテインしていくようこころがけた。

精神病性の転移によって，彼女は次第に私を元女性アイドルの「ナカヤマミホ」と感じるようになり，私は，夫や親衛隊をはじめとする大勢の男性に守られ，男性の迫害的な妄想対象である「ナガヌマチュウコシセンター」に金品を貢がせ，「男たらしで男とやりまくり，男をたくさん殺し」，警察に逮捕されないようCを身代わりにしその罪を負わせ，Cを拉致させている「日本赤軍」の女性の迫害対象となった。Cは，「私をこんな目に遭わせて！　ここはセックス病院ですよ！　もう足が痛くて歩けないんです！」と泣きながら私に大声で怒鳴り，ある時は「あんたが精神病患者でしょ！　このパンスケ！」「男に大事にされてよかったね！　私の気持ちなんてわからないでしょうよ！　もう二度と来ません！」と怒りをあらわにし，席を立って憎しみに満ちた形相を私に触れんばかりに近づけ，威嚇してくることもあった。投影同一化によって自己と対象は融合し，私は，一方で彼女とともに拉致された孤児であり，虐待され剥製にされる哀れな対象でもあった。また彼女は，周囲から妬まれる芸能界のトップアイドルでもあった。

年末年始の休み明けのセッションで，Cは，「外泊で失敗しました。お母さんと喧嘩になって2日で帰ってきたんです」と述べた後，ここは姥捨て山であると続けた。私は，彼女が，語りのごく最初の部分で，これまでとは異なった健康な部分からの抑うつ的な要素のコミュニケートを行ってきているのを感じ，そこと手を結ぶ試みとして，母親から病院に置き去りにされたように感じ，ひどく辛い気持ちがしていると静かに語りかけた。Cは，「あれは本当の親じゃないんです。本当の子ならチヤホヤするはず。赤の他人だから私をここに戻すんです」と述べた。それを受けて私が，母親にもっと大事にしてほしかったとの思いや寂しさを感じていると伝えてみたところ，Cは「先生と話すと疲れるんです！　ナカヤマミホ！　あんたがオウム真理教でしょ！」と激昂し，鋭

い目つきで私を睨みつけた。

　しかし，面接を開始して4カ月が経過した頃から，病棟内での妄想知覚は目立たなくなり，6カ月後あたりから面接場面での破壊的感情の強烈な突出は次第に収束していき，面接の中で私の伝える言葉に耳を傾けることが，ごく部分的に見られるようになった。

　この日のセッションは，再び母親との話題から始まった。彼女は，母親との外出時に途中で母親が怒り出し，楽しみにしていた買物もせずに帰院したことに触れ，「外出は上手くいきませんでした。ヒナガタアキコは死んでいるみたい。アムロナミエはシスターなんです。へその緒を切られる時は痛いでしょうね」と語った。私は，Cが再び抑うつ不安を私に伝えてきていると感じ，〈お母さんが怒ってしまって，お母さんとのつながりが切れてしまったように寂しく感じて，Cさんがこころの痛みを感じられたのでしょうね〉とゆっくり穏やかに語りかけたところ，Cは「赤ちゃんの方が痛いんですよ。お湯につけるときが痛いんです」と応じた。私がさらに，〈病院に帰ってきた時，赤ちゃんがお母さんと離れてお湯につけられる時のように，Cさんがお母さんと離れて病院の中に入れられるように感じられたのでしょう〉と伝えたのに対し，Cは「うーん……」とほんの一瞬，考える姿を見せた。

第2期：生と死，正気と狂気の世界（第96回セッションまでの6カ月間）

　面接を開始して7，8カ月後あたりから，「ワニを食べたらワニ人間になる」「ゾンビにされて内臓を取り出して剥製にされる」といった話題が増え，取り入れや投影同一化が具体水準で機能し，それが目まぐるしく出入りする部分集合の内的世界が繰り返し表われた。

　作業療法活動への継続的な参加が可能となり，妄想性転移による迫害不安がいくぶん和らいできた頃から，Cは，私がいる面接室は暖かくて明るく，彼女のいる寒くて暗い病室や病棟とは全くの別世界であると述べるようになった。病院の外の世界は華やかな芸能界として表象化され，彼女は，私は流行のファッションで自由に買物を楽しむ生活を送っているのに対し，自分は植物プランクトンでお化けのようであると語ったが，そこに投影されていたのは生と死，正気と狂気の2つの世界であった。Cは，よいものとしての男性を手に入れている私から，それを見せつけられていると感じており，また「隣りが連れ込み宿で，前は首括りの家で，毎日，気持ち悪い」「男と女が毎晩毎晩，やりまく

っている」とたびたび語った．そこでは，私や両親，姉夫婦などのあらゆるカップルからＣが排除され，さらに「倉庫に丸裸にされて放り込まれていたら，タツミタクロウが助けに来てくれた」が「タツミタクロウは鬼姫に殺されてしまった」というように，Ｃが男性とカップルになると直ちに女性によってその連結を破壊されるという，迫害的な部分対象関係が展開していた．

　一方，「結婚しても，それは束の間の幸せで，幸せの絶頂で自決しなければいけない」「ギロチンにされる」「カップルになっている人は命を狙われるんです．みんな自決するって決めてるのにラブラブしてるから．ナカヤマミホさんはツジヒトナリさんとお似合いのカップルですよ」とにやっと笑って述べるなど，私をはじめとするカップルへの破壊的攻撃性が表出され，「鬼姫」は彼女自身でもあった．

　性愛化されたグロテスクな狂気の世界に圧倒されながらも，こうした話を聴いている私のこころに感じられたのは，彼女に対して愛情が向けられていない怒りや悲しみ，孤独感，さらに，狂気すなわち死の世界にひとりぼっちでいる強烈な恐怖や喪失感であった．私はもの想いの中で，以前，話題に出てきた，母親とのつながりとしてのへその緒を切られ，泣き叫ぶ赤ん坊の姿を思っていた．そこで私は，極めて性愛化され迫害的に語られるものの奥にある，安心できるつながりを求める思いや，それが手に入らないことによる抑うつ的な情緒に触れようとする試みを繰り返していった．これに対し，あるセッションでＣは，「私は行く所がないから仕方ないんです……」とそれを受け入れ，ごくわずかな時間，Ｃの健康な部分と手を結ぶことが可能となった．私の言葉を遮って話すＣのあり方も次第に減少していった．

　その後，諸外国との戦争や，外国人や宇宙人，恐竜やスペースバンパイア，オウム真理教が日本を侵略する話題が中心となり，Ｃは，「日本は戦争に負けている」「日本人の男性がいないので外国人にレイプされる」「人食い人種に乗っ取られる」「肉をひきちぎってお刺身にして食べられてしまう」との妄想を反復して語った．これは，今まさにＣの内的世界において健康な部分と精神病部分の凄まじい戦いが起きており，精神病部分からの侵襲によって健康な部分が破壊されてしまう恐怖が具体化したものであると考えられ，私はその考えに添った解釈を行っていった．

　ある時Ｃが，「頭が爆発しそうです．結婚は霊柩車になるんです」「死神姫は

独身，オウム真理教なんです。死神と結婚して死ななきゃいけない」と語ったのを受けて，私が，〈ええ。でも，死神と結婚しないで，こころが健康になって生きていきたいって思うＣさんもいますよね……〉と伝えたところ，Ｃは，「はい。でもここに拉致されていて届きません」と応じた。私が，〈Ｃさんのこころの健康な部分が，病気の部分に拉致されていて，健康な部分の思いがなかなか出てこないのですね〉と語りかけるとＣはこっくりと頷いた。また別のセッションでは，「源氏と平家の戦いが起きていて，日本人が別々に２つに分かれているから，こころは血まみれなんです」とも語り，"こころの世界での戦い"との理解が，彼女との間で少しずつ共有されるようになっていった。

　私との連結という流れを受けて，彼女の精神病部分は，「日本赤軍で，家に侵入してきて住みついているゴウシミホ」としての内的姉に投影同一化された。「ナカヤマミホさんも結婚しないで入水自殺するしかないですよ」と怯えた表情で述べる彼女に対し，私は，Ｃの健康な部分と同様に，私も弱々しく頼りにならない存在であり，二人して破滅するしかないとの破滅的絶望感を抱いていることを示した。しかし，脆弱ながらも健康な部分の機能によってＣは狂気の自分と正気の私を識別し，「頭の中に天使と悪魔が共存してるんです。天使は正常で悪魔は病気なんです」「どっちが勝つかによって私の運命が決まる」「ストーカーみたいな狂気が地獄の底までつきまとってくる」と述べるようになり，セッション中の独言や私とナカヤマミホとの混同は消失していった。

第3期：微かな抑うつの出現（第159回セッションまでの8カ月間）

　その後，ひとつの特徴が際立ってきた。それは，Ｃが私への親しみや依存，信頼を表明した後に，「おまえの子宮を先生に移植した，それで子どもを産んだんだって声が聞こえる」「Ｄ先生（前医）にレイプされ子宮を奪われた」といった迫害不安が発現するというものだった。私や対象がよい対象として認知されることによって羨望が喚起され，その防衛として，よい対象が即座にＣのよい部分を奪い取った迫害的な対象へと姿を変えた。また，私への理想化が一気に拡大し，Ｃと私とが全能的な理想化されたカップルとして位置づけられた。

　しかしこうした流れの一方で，彼女と私のやりとりは，ある程度，かたちを成すようにもなってきていた。

　ある日のセッションでＣは，オウム真理教であるケネディ一家にまつわる妄

想を語った後,「マリリン・モンローはケネディ大統領に公衆の面前で告白したから狂い死にしたんです」と述べた。私が,Cも狂い死にしてしまう不安を抱いていることに触れたところ,Cはそれを肯定し,「コイズミジュンイチロウを愛してますって言って死ぬんです」と応えた。私が,〈そんなふうに,Cさんがマリリン・モンローになって,Cさんではなくなってしまう恐怖を私に語っておられるのですね〉と伝えたのに対し,彼女は「ええ,それで頭の中がしっちゃかめっちゃかになるんです。若い男の人に告白した時も上手くいかなくて,頭の中がしっちゃかめっちゃかになったんです」と述べた。そこで私は,彼女が対象との融合やそれに伴う混乱を認識していることを示した。彼女は,大きく頷いた後,一瞬,間を置いてから,「田園調布に家を建てた人は,高給取りって妬まれるから大変ですね」と語った。抑うつ不安が万能感や誇大感および迫害不安にとって代わられたこの発言を受けて,私は,〈Cさんが男の人に告白をした時のことや,Cさん自身のことを考えるのは,あまりにもひどく辛すぎることなんですね。……だからそのこころの痛みを感じないように,こころの中から排除しようとして,成功した優位な立場にいる人の話を,今,しておられるのでしょうね〉と落ち着いた口調で語りかけた。すると彼女は「そうです……。この先,未来はあるのかって自分のことを考えると絶望的になるから,他人のことを考えてる方がましなんです。自分のことを考えたくないから他人のことを考えるんです」と述べた。さらにやりとりを重ね,「他人」は万能空想の中でのC自身であることの解釈が受け入れられた後,「私は結婚したい病で,幸せに結婚している人のことが妬ましくて病気になってしまうんです。ケネディ一家のことは関係ないのに言ってしまうんです」と語った。

　セッションの中で,妄想水準から始まった話題が現実認識に基づく抑うつ感を含んだ水準へと進展することが見られ出した頃から,Cは,働いていた頃,職場の人間関係に悩んでいたことや,以前から強い結婚願望を抱いており,姉が結婚した年齢に達した頃から激しい焦りを感じ始めたことなどを,少しずつではあるが部分的に思い出して語るようになった。また「先生の声がお母さんの声みたいに感じる」と私への陽性感情を示し,「雑誌が読めるようになった」「先生に会う時間を覚えているようになった」との報告も聞かれるようになった。

　しかし一方では,抑うつに触れた私の解釈を否定し,「先生が時々わけのわ

からないことを言うから応えたくないです」と述べることや,「人肉が入っている食事を食べさせられる」などの,より迫害的で破滅的な妄想を語ることもしばしば見られた。こうした彼女の反応を受けて,私は,Cが私から感じたくない生々しい悪い情緒を口の中に押し込まれると感じていることや,Cにとって抑うつの情緒を感じることは,こころを切り刻まれるような体験になることを伝えていった。

　この頃,5カ月後あたりを目途に退院との話が浮上した。退院への不安は迫害的に体験され,特攻隊や慰安婦にさせられる話題,狂気の大群が押し寄せ,会社や日本が乗っ取られる話題がしばらく続いた。さらに,「病院の下にあるマグマが爆発している」「日本が粉々になっている」と述べるなど,破滅－解体の破局的な不安が惹起された。

　ある時,Cが,「看護婦さんに毎日,下剤を飲まされて便を出せ出せといじめられているんです。毒薬を入れられて。死ぬしかないんです」と語ったのを受けて,私は,〈下剤を飲まされて腸に留まっている便を無理やり出されるように,退院を告げられ,E先生（主治医）や私からも病院から無理やり追い出そうとされ,いじめられていると感じているのでしょう〉と伝えた。するとCは頷き,「誰のことも信じられません」と応えた。さらに,彼女が伝えてくる迫害的な妄想を,退院への不安や恐怖と結びつけて繰り返し解釈していったところ,彼女は,「小さい頃,親がとても冷たい感じがして置き去りにされそうで怖かった」ことを想起した。迫害対象である一方で依存できる対象としての私は維持され,退院への不安が意識化されたことによって,彼女は「退院の自信がない」「退院してもみんな忙しくて寂しい」と語り,「退院が決まったのはいいけど,一生働けないから溜息が出る」と退院へのアンビバレンスをこころに置けるようにもなっていった。その頃,「吹雪の中,両親と3人で凍えそうだけど,負けないで歩いている夢」が報告された。

　著しい性愛化とその投影が軽減し,性衝動が自己のものとして捉えられるようになったあたりから,妄想がいくらか限局されたまとまりのあるものへと変化し,奇怪な対象として「ヘビ」が繰り返し登場した。彼女は,「頭にヘビを入れられて,私がおかしなことを言うのはそのヘビのせいなんです」「先生と話すとそれが便になって出ていって,ヘビが落ち着いて寝るんです」「最近,だいぶ声が聞こえなくなったけど,『また入れるぞ』って言われそうで退院す

るのが怖い」と語った。「ヘビ」は便でもペニスでもあり，それらは混同され，浣腸をレイプと捉え，Ｃの思考は肛門期的な具体水準で推移していた。さらに，新たに妄想に登場するようになった精神病の「サトウ君」は，「ナガヌマ」より，より現実的で支配性が和らぎ，やや悲哀感を帯びた対象であった。

「下痢や便秘を繰り返している」「壊れた家の改修工事をしている」「東京と神戸が廃墟になっている」「オウム真理教が復活する」などの話題が次々に現れたが，私は，これらの精神病言語で語られる内容を健康な言語に翻訳し，'内側の崩れの感覚''こころの改修工事'や'こころの風景''退院後の再燃への不安'として解釈し，Ｃの喪失感に触れる介入を徐々に試みていった。

第4期：悲哀の作業へ（第230回セッションまでの9カ月間）

面接を開始して1年10カ月が経過した頃，退院したＣは，両親と生活し，ストーカーに付きまとわれているという不安や緊張を抱えながら，交通機関を乗り継いでひとりで来院するようになった。彼女は自らの状態を「雲の上を歩いているみたいでジンジロベーみたい」とメタファーをふまえて表現した。「なかなか治らない病気」は，腸にしつこく居座り排泄できない「便」としても語られ，「便」や「結婚を迫り，しつこく付きまとってくるサトウ君」や「ナガヌマ」には，Ｃの精神病部分が具体化されていた。

話題は，次第に姉にまつわることに集まってきた。彼女は，「家族のお荷物」である姉が彼女の洋服やバックなどを「全部，泥棒していく」と何度も訴え，「親が姉ばかり誉めて私をバカって言うんです。あの親は偽者で私を家から追い出そうとしているんです」と泣き顔で述べた。彼女がこころに抱えきれない罪悪感は姉に投影され，内的姉は，彼女の持っているよいものを泥棒し根こそぎ奪い取る，貪欲で迫害的な悪い対象としての姉と，仕事や結婚，両親の愛情など，よいものをすべて手に入れている理想化されたよい対象としての姉にスプリットされ，後者が私に投影同一化された。「姉は今までの人生がよすぎたので癌になって死ぬんです」「先生は結婚もして仕事も持っているから一生，幸せに暮らせますよ」と語るＣに，私は，スプリットオフされている姉への羨望と私に対する破壊的攻撃性を慎重に取り上げ，分割された対象の統合を促すようにした。さらに機会を捉え，その背後にある喪失感や悲哀感に触れ続けていくようにした。

あるセッションのことだった。Ｃは，いつもの芸能界のカップルの話題から，

「私には待ち人が来ないんです」と言い大きな溜息をついた。そして,「タハラトシヒコが来るかもしれません。でも外国人が入り込んできて仲を引き裂かれてしまうんです。……先生,寂しそうな顔をしていますね。ショッピングに行くといいですよ,温泉旅行もいいですよ」と続けた。Cの抑うつが私の中に投げ込まれたが,私が,〈いまCさんが,こころに寂しさや悲しみを感じておられるようです……〉としんみりとした口調で伝えたところ,彼女は大きく頷き,「はい,寂しいです。ずっと病気の人生で辛いです」と応え,さらにやりとりを重ねた後,「恋愛をして男の人と付き合いたいけど,病気だからどう付き合っていいのかわからないんです」と語ったのだった。また別のセッションでは,「先生といる時は自分が生きてるって思うんですが,ひとりでいると死んでるみたいで,自分の人生に悲観的になってしまう」と述べるなど,彼女のこころに次第に抑うつの影が映し出されるようになった。

しかし,精神病部分の機能によって抑うつに留まることは阻害された。Cは破壊的羨望によって「姉は借金地獄で不幸なんです」と姉を脱価値化し,「姉の夫は行方不明なんです」「先生も離婚しても大丈夫ですよ」とカップルの連結を破壊し,面接中,居眠りをして現実や正気の私との関係から引きこもろうとした。こうした経過を繰り返し辿りながら,Cは「二人は似ていて羨ましい」「姉は一生懸命,勉強して努力して幸せになったんだから仕方ないです。私は後悔が山盛りです……」「私は人生の裏街道を歩いているみたい」「蝶々になりそこなった油虫のままなんです」と語るようになり,彼女のこころには徐々に悲哀感が存在するようになっていった。

抑うつを感じるようになったCはやや過食傾向となり,そのことを「独り言を言わなくなったら過食になってきた」と説明した。夢の中にも抑うつ的な要素が姿を現し,「焼け野原」や「黒い焼け跡」の夢が報告された。Cの悲哀感は,孤独な高齢者や経営破綻し閉店となった老舗百貨店,「じめじめした精神科」などに投影同一化された。こうした理解に基づいた解釈を積み重ねていくことによって,もはや彼女は自らのこころに抑うつ感があることをはっきりと認識するようになった。

Cが思い焦がれている「強い男性との結婚」は万能的な達成であることや,「強い男性」——正気の健康なこころを持った男性と結合することによって,恐ろしい病気から守られ,「正気」を手に入れたいとの思いがあることが,C

との間で共有されるようになった。また,「親が亡くなったら自分で生きていく自信がない」「将来のことを思うと不安で落ち込んでしまう」といった現実的な話題に費やされる時間や, Cと私との間で悲しみや苦しみの情緒が分かち合われる機会が増えていった。

さらに, 自己の病気によって私を疲れさせてしまったのではないかとの罪悪感を語るようになり, 依存対象としての私を喪失することへの不安や, その結果, Cの病状が悪化してしまうことへの恐れを, 折に触れ表明するようになった。彼女は, 私とのやりとりを「口からいいものが入ってきて下からドロドロした悪いものが出て行く感じ」と表現した。またその頃, 発病以前の, 彼女が「一番よかった時期」に人気のあったある女性タレントが亡くなったことを受けて, 彼女は, それを自己の喪失体験と重ね合わせ,「私のよかった時期がなくなってしまったみたいでとても悲しいです」としみじみと語った。

一方,「日本人は負けを選んだ方がいい, 勝った方が地獄なんです。片足切断とかケロイドになったりするから」と嘆くような口調で語ることも見られた。私は, この発言は, 精神病部分と健康な部分との内的な戦いにおいて, 健康な部分が生き残ることによってもたらされる喪失のこころの痛みや苦しみを表象していると理解し, Cがそれに持ちこたえられないと感じていることを伝えていった。

こうした作業を重ねていく中で, Cは,「前よりもまともになって少し前向きになったけど, 現実は辛い」「何のために生きているのかわからない」と述べるようになったが, 次第に姿を現すようになった抑うつ不安が妄想の影に隠れてしまうことが, 繰り返し起きた。そこでは, 芸能界や皇族の話題やそれらに同一化した話題, 拉致されホームレスになる話や「好きな人と自爆したい。丸焼けでも逆噴射でもいい」などの話が語られた。しかし, こうした内容を語った後に抑うつ不安が再び現れ,「変なことを言ってしまう」と自己の精神病部分を捉えることができる健康な部分の作動が, 見受けられるようになっていった。

(付記:その後, 治療者がある事情で退職することとなり, この1カ月半後に面接は終了となった。)

Ⅲ 考　察

1．精神病部分，非精神病部分へのアプローチと治療の進展

　ビオン（1962）は，ひとつのパーソナリティにおいて，一次過程に基づく精神病部分と二次過程に基づく非精神病部分が並存して機能するという見解を提示した。精神病の精神分析的心理療法では，この両部分に働きかけていくことが重要な治療機序となる。経過に沿って，両部分に向けたアプローチと抑うつポジションへの進展について検討したい。

　第1期では，激しい妄想性の精神病性転移によって，Ｃの非精神病部分と手を結ぶことは極めて困難であった。とめどなく妄想を語り続けるあり方や頻繁な独言は，破滅不安や迫害不安による激しい恐怖（言いようのない恐怖（Bion, W., 1962））に基づくものであり，万能的自己愛の世界を保持するためのものでもあった。私が口を挟み介入することは迫害的侵入として体験されるため，私は介入を控え目にしつつ，Ｃの苦痛や恐怖をコンテインし，まずＣによって語られる内的世界の構図やストーリーを掴んでいくようにした。

　Ｃの精神病部分が投影された転移の取り扱いでは，Ｃの私への怒りや怯えに繰り返し理解を示す一方，Ｃを迫害する対象としての私と，Ｃと同様に迫害される哀れな対象としての私との関係において体験されている情緒をＣとの間で共有しようとするとともに，Ｃと私が融合していることなども示していった。また，彼女が精神病部分で私との関係を迫害的に体験している一方で，こうしたあまりに恐ろしい内的世界での体験や恐怖を私に伝えようとしているという非精神病部分にも着目し，そこに向けた解釈も行っていった。具体水準で作動している排泄としての投影同一化の機能ばかりでなく，コミュニケーションとしての側面に目を向けた理解も伝えていくようにしたのである。

　Ｃによって持ち込まれた母親との関係をめぐる話題では，私は積極的に抑うつに触れる介入を行った。彼女の語り始めの言葉には抑うつ感が含まれており，性愛化されていない素材であるため，より非精神病部分にアプローチしやすいと考えたからである。しかし最初に提示した介入では，時期早尚であったことやＣの私への羨望の強さから，Ｃのこころに苦痛を押し込まれる体験となり，妄想性転移による迫害不安が活性化された。

第2期になると,迫害不安の激しさが低減しはじめ,彼女が体験している生と死,正気と狂気の世界が浮かび上がってきた。「連れ込み宿」と「首括りの家」の妄想には,性交という"生の世界"と「首括り」としての"死の世界"とが投影され,彼女は「首括りの家」で"死んだ状態"にされているにもかかわらず,私をはじめ周囲の対象はカップルとなり,愛情を向け合う"生きた状態"としての性交をしており,彼女はその結合カップルから排除され,性交を見せつけられていると感じていた。妄想や精神病性転移での早期エディプスのコンステレーションがより顕在化してきたことによって,そこにCが持ちこたえることができない抑うつ的なこころの痛みや不安の本質があることが見出されていった。私は,たびたび語られる性交の話題を,愛情のあるつながりに具体思考による変容が加えられたものであると考え,原初的羨望の投影に基づく迫害不安や転移についての理解を進める一方で,その背後にあるCの愛情希求や抑うつに触れる解釈を行っていくようにした。さらに,連結したカップルから排除されることが,恐ろしい"死の世界"にひとり置かれる恐怖や孤独を意味していることも伝えていった。こうした介入は,死の本能が極めて優勢な状況において,死の本能の解釈を通して生の本能を再機能させようとする試みであった。

　また,諸外国との戦争,外国人や宇宙人,恐竜やスペースバンパイア,オウム真理教による日本侵略の話題など,精神病水準のコミュニケーションをCが受け入れられる健康な水準のコミュニケーションに変容させ,彼女のこころに戻していく作業を行っていった。これらの理解は次第にCの非精神病部分に取り入れられ,これらの素材がいくらかワークスルーされたことによって,狂気のCと正気の私との識別や,自己の内部に正気の自己と狂気の自己があることの認識がもたらされた。正気のCと正気の私が連結し狂気のCを認知するという,新たな創造的心的三角空間の萌芽であった。

　続く第3期では,精神病部分がいくぶん減弱化してきたことによって,現実認識が促され,迫害不安の中にわずかながら抑うつが垣間見られるようになる。しかし,こうしたこころの動きに対して,ただちに原始的防衛機制が動員される事態が反復的に発現している。たとえば,私や対象がよいものを持っているとの認識に伴う抑うつにCのこころは持ちこたえられず,羨望に圧倒され,対象にCのよいものを剥奪されたとの迫害的妄想が即座に構築された。Cはよい

対象を破壊することで，よいものを取り戻そうとした。マリリン・モンローに始まる話題では，「頭の中がしっちゃかめっちゃかになる」自己の精神病部分の存在や，よいものが手に入らないことによる抑うつを防衛し，素早く誇大的な妄想を形成した。

　このように再生しはじめた非精神病部分が，なおも活発な精神病部分に凌駕されてしまう局面において，私は再び非精神病部分を引き出していく手立てとして，妄想の渦の中に姿を隠してしまった抑うつ感や喪失感に向けた解釈を行っていった。妄想における迫害的もしくは誇大的な素材を，Ｃの内的世界で体験されている抑うつ的な要素へと，少しずつ段階を追って丹念につないでいくようにしたのである。

　退院話の浮上によって，再びＣの内的均衡が崩れ，迫害不安や破滅不安が表面に現れるようになったが，それらが比較的早期に収束し，彼女が退院へのアンビバレンスをこころに置けるようになっていることや，妄想の限局化が見られることは，こうした作業によって非精神病部分の現実検討力の促進が図られてきていることを示唆していると考えられた。

　メタファーとしての表現が用いられるなど，象徴機能の回復が認められるようになった第4期では，妄想性転移のオリジナルであり，Ｃの羨望や憎しみ，罪悪感が投影された姉との関係が中心テーマとなった。私は，姉への妄想や姉転移，芸能界の話題などの解釈を通して，Ｃが姉や私に対して羨望を抱き，その羨望の激しさゆえに破壊的攻撃を向けてしまうことを示すとともに，機会を捉え，Ｃがこころに抱えきれない喪失の苦痛と悲しみにも触れていった。こうした介入を積み重ねていくことにより，徐々にではあるが対象の統合が図られ，抑うつ感や罪悪感がより頻繁に体験されるようになった。しかしながら，やはりここでも抑うつの苦痛を私から押し戻されるとして，自己愛的で破壊的な精神病部分によって妄想が形成された。だが，そこにおいてＣのこころは，精神病部分である妄想‐分裂ポジションに留まり続けるのではなく，非精神病部分である抑うつポジションとの間を揺れ動くことができたのである。健康な自己の喪失による悲哀感が語られるようになり，喪失の悲哀の作業へと進展していった。

2．精神病性構造体と妄想の機能

　ロゼンフェルドは，自己愛構造体の概念を精神病に特化させたものとして精神病性構造体という用語を用いた。これはビオンの言うパーソナリティの精神病部分に値するものである。精神病性構造体による妄想の構築は，妄想－分裂ポジションそのものでの解体や断片化などの破滅的崩壊の感覚を和らげ，妄想対象が限定され，自己愛的な全能感や誇大感が構造化されるという意味において，迫害不安を軽減する役割を担っている。

　しかしながら，そこには弊害が生じる。精神病性構造体は，すべての問題のすばやく理想的な解決をもたらすことを患者に約束すると装っているが，偽りの約束は，患者の正常な自己を万能的自己に依存的か中毒的にするよう企てられており，正常で正気な部分を閉じ込めるために，それらがこの妄想構造に魅かれるよう企てられている（Rosenfeld, H., 1971）。それゆえ，自己の一部はこの妄想世界に引きこもることとなり，万能感の放棄や抑うつポジションでの現実認識はなされず，精神病者のこころが迫害不安に晒され続けるという悪循環を引き起こす。

　本症例でも快感原則に沿って苦痛や不安の排出が活発に行われ，Ｃは怒涛のごとく押し寄せる妄想の世界で迫害不安に圧倒されていた。投影同一化やスプリッティング，具体化などの原始的心的機制の活性化は，部分自己や部分対象が凝塊化したいくつもの奇怪な対象を創り出していた。なかでもＣに執拗に付きまとってくる「ナガヌマチュウコシセンター」や「オウム真理教」「日本赤軍」などの組織体は，Ｃの頑強な精神病性構造体が具体化したものと考えられる。

　精神病性構造体によって産み出される妄想には，次のような機能が認められた。

a．破局的不安の排出（迫害不安への変容）

　日本人の男性が出征して不在であり，警察官が殺害され，外国人や宇宙人が不法侵入してくるとの強烈な恐れは，依存対象としての日本人の男性，すなわちパーソナリティの非精神病部分が機能を喪失し，精神病部分に侵襲されてしまう破滅の恐怖を意味しており，Ｃの精神病部分の破壊－攻撃欲動が投影されていた。同様に，日本人の男性がおらず外国人にレイプされる妄想は，Ｃのこころが非精神病部分と連結できずに精神病部分と連結してしまうことを示していた。具体水準での性愛化の作動により，Ｃが"正気のペニス"と結合できず

に"狂気のペニス"にレイプされる事態として語られていたのである。死神との結婚は死であるとのCの発言からも明らかなように、この連結は破滅であり、こころの死であった。

このように迫害妄想の中核には、精神病性不安の本質である破滅-解体の不安が存在していた。言いようのない恐怖は、投影同一化によって迫害不安へと変容されることで緩和されていた。

b．自己愛的万能感の保持

妄想の種類として、以下の3種が見られた。1つは、外国人や宇宙人、スペースバンパイアなどの万能的に悪い対象に迫害されるという破滅的万能感に基づく迫害的な妄想であり、もう1つは、芸能界のトップアイドルとして君臨する、ケネディ一家や皇族と交流するなどの誇大的万能感に基づく妄想であった。前者は死の本能に、後者は生の本能に基づくものであると言えるが、さらにもう1つのものとして、「好きな人と自爆したい。逆噴射でもいい」といった生の本能が死の本能に操られた倒錯的な妄想が見られた。すべての妄想において自己愛的万能感が保持されていた。

c．抑うつ不安の排除

奇怪な対象の中心である「ナガヌマ」は男性の迫害対象であり、私に転移された「ナカヤマミホ」は女性の迫害対象である一方で、誇大妄想における彼女のライバルであり、彼女自身でもあった。姉に投影された際は「ゴウシミホ」として登場したが、これら男女の迫害カップルは、内的な姉夫婦でもあり、結合両親像を思わせるものだった。この早期エディプスの部分対象関係は「連れ込み宿」と「首括りの家」「鬼姫」などの迫害的妄想においても顕著であったが、そこでは抑うつ的なこころの痛みが強力に排除されていた。また、私に子宮を奪われた、姉が泥棒するなど、私や姉への羨望に基づく妄想も同質のものであった。退院話に伴って出現した「日本が粉々になっている」との妄想は破局的不安の表われではあるものの、私や主治医に対する迫害不安や怒り、さらにその奥にある退院にまつわる抑うつ的な不安が防衛されていた。

d．連結への破壊的攻撃

セッションの中で抑うつが出現し始め、それを受けての私の解釈に対する反応として、私の非精神病部分とCの非精神病分とが連結することへのCの精神病部分からの強い攻撃が起きた。その連結を破壊するもくろみのために、「人

肉が入っている食事を食べさせられる」「子宮を奪われた」などの，より迫害的でより破滅的な妄想が積極的に生成された。ビオン（1959）は，連結への攻撃は分析家のこころの平和への攻撃と同義であり，その原型は母親のこころの平和への攻撃であると述べているが，Cの精神病部分による羨望や憎しみによって，よい乳房としての治療者は，よいものを剥奪する貪欲な乳房，Cを狂気へと駆り立てる毒を与える乳房へと変形された。現実を知覚させられ，自己愛的万能感を喪失させられることへの攻撃として，私の思考が抑うつポジションモードの思考と連結することも阻止された。妄想は連結を形成されないよう妨害する目的にも用いられた。

3．妄想の取り扱いに関する技法

すでに1で触れたように，第1期，第2期においては，Cのこころは妄想に占領された状態にあり，迫害不安に覆われ，抑うつはその姿をなかなか現さなかった。第3期，第4期では，いくらかの進展により抑うつポジションへの動きが見られたが，抑うつのこころの痛みがわずかにでも感じられるとアルファ機能の逆転が起き，ただちに妄想が構築される事態が生じた。Cは言わば倒錯的に精神病性構造体へと後退し，マイナスKの発動によってCのこころが回復へと向かう動きは強固に阻まれていた。

しかしながら，ここで私が主張したいのは，抑うつポジションでの課題の遂行を著しく阻害するこうした妄想の嵐の中に抑うつ不安が潜んでおり，抑うつポジションへと進展させるための有益な手がかりが隠れているということである。投影同一化によるおびただしい排泄の結果，モザイク的に構成された妄想には，Cの抑うつ的な傷ついた自己の断片が含まれていた。精神病部分の発言の中に，現実認識がなされている非精神病部分が密かに存在していたのである。これは精神病部分の中にある非精神病部分の残滓物，あるいは妄想 - 分裂ポジションの中にある抑うつの痕跡と呼べるものかもしれない。精神病部分を見つめつつ，そこに目を向けていくという双眼視をすることは，治療者に精神病者のこころのあり様についてのより深い理解をもたらしてくれる。

すなわち，この双眼視によって，治療者は，妄想の中に抑うつのわずかな片鱗，微かな痕跡を見出し，それに直接語りかけていくことや，その抑うつのこころの痛みを早急に排除しようとする精神病部分に働きかけていくことが可能

となる。これらは非精神病部分と手を結ぶ上で不可欠な作業である。治療者は，精神病者が語る妄想において，抑うつを体験できている部分が，どこに，どのように投影されているかを見極め，それを丹念に解釈していくことを通して，彼らの正気の自己に出会うことができるようになるのである。こうした技法は，ロゼンフェルド（1971）がナルシシズムに関する論文の中で述べた，リビディナルな依存的自己に働きかける技法と軌を一にするものであろう。

このような作業を積み重ねていくことによって，Cは次第に抑うつを体験するようになり，妄想は破滅的迫害性が和らぎ，外的なものから内なるものへ，具象性からより象徴性を踏まえたものへと変化していった。その治療展開においては，抑うつ不安が出現し非精神病部分が再獲得された後に，再び妄想が構築される現象が反復的に生じたが，ここでも同様の作業とこれまでのその蓄積が，非精神病部分を再起動させるための大きな原動力となった。両ポジション間を繰り返し揺れ動きながら，徐々にではあるが非精神病部分が強化され，精神病部分は減弱化していった。

抑うつポジションへと向かう過程や抑うつポジションにおいてなされるのは，内的世界で繰り返し体験されている喪失のこころの痛みに触れながら，万能的な自己の喪失，さらには健康な自己の喪失，すなわち精神病であることの事実を受け入れていく悲哀の作業である。そのワークスルーの道程は長く険しいものであるが，そこに正気の自己が現れてくる。妄想の中にある抑うつに出会っていく治療的意義はここにある。

Ⅳ　おわりに

この小論において私は，健康な部分が再獲得され，破滅的で迫害的な不安に圧倒されていた精神病者のこころに，次第に抑うつ不安がその姿を現してくる過程を描き出した。妄想の中に，精神病者が体験している死の世界に置かれる孤独や，非精神病部分が精神病部分に侵襲されてしまう恐怖が映し出されていることが理解された。また面接の経過を通して，抑うつ不安を取り除こうとする投影同一化の強力な作業によって妄想が構築され，こころが回復へと向かう動きを阻んでいることが明らかとなった。しかしその一方で，この妄想の中にこそ，抑うつポジションへと向かうための貴重な手がかりが含まれており，そ

の抑うつを見出すことによって正気の自己に出会うことが可能となることが示唆され，その治療的意義について検討を行った。

最後に，こうした精神分析的アプローチは，主治医をはじめ看護スタッフや作業療法スタッフ，事務スタッフなど，あらゆる医療関係者との連携のもと，コンテインされた構造の中にあって成し遂げられるものであることを記しておきたい。

文　献

Bion, W. (1957) Differentiation of the psychotic from the non-psychotic personalities. In : Spillius, E.B. (ed) (1988) Melanie Klein Today, Volume 1. Routledge, London. (松木邦裕監訳（1993）精神病人格と非精神病人格の識別．In：メラニー・クライン　トゥデイ①．岩崎学術出版社, pp.73-95.)

Bion, W. (1959) Attackson linking. In : Spillius, E.B. (ed) (1988) Melanie Klein Today, Volume 1. Routledge, London. (松木邦裕監訳（1993）連結することへの攻撃．In：メラニー・クライン　トゥデイ①．岩崎学術出版社, pp.106-123.)

Bion, W. (1962) Learning from Experience. Heinemann, London. (福本修訳：経験から学ぶこと．精神分析の方法1―セヴン・サーヴァンツ．法政大学出版局, 1999.)

Klein, M. (1960) A note on depression in the schizophrenic. In : Money-Kyrle, R., Joseph, B., O'Shaughnessy, E., Segal, H. (eds) (1975) The Writings of Melanie Klein, Volume III. Hogarth Press, London. (小此木啓吾・岩崎徹也責任編訳（1996）分裂病者における抑うつに関する覚書．In：メラニー・クライン著作集5．誠信書房, pp.125-128.)

Klein, M. (1963) On the sense of loneliness. In : Money-Kyrle, R., Joseph, B., O'Shaughnessy, E., Segal, H. (eds) (1975) The Writings of Melanie Klein, Volume III. Hogarth Press, London. (小此木啓吾・岩崎徹也責任編訳（1996）孤独感について．In：メラニー・クライン著作集5．誠信書房, pp.179-194.)

松木邦裕（2000）精神病というこころ．新曜社．

椛田容世（2005）精神病者でのこころを守ること―ある統合失調症者でのPs-Dの推移．精神分析研究, 49(4) ; 11-22.

Rosenfeld, H. (1971) A clinical approach to the psychoanalytic theory of the life and death instincts : An investigation into the aggressive aspects of narcissism. In : Spillius, E.B. (ed) (1988) Melanie Klein Today, Volume 1. Routledge, London. (松木邦裕監訳（1993）生と死の本能についての精神分析理論への臨床からの接近．In：メラニー・クライン　トゥデイ②．岩崎学術出版社, pp.107-126.)

Segal, H. (1956) Depression in the schizophrenic. In : Spillius, E.B. (ed) (1988) Melanie Klein Today, Volume 1. Routledge, London. (松木邦裕監訳（1993）精神病者での抑うつ．In：メラニー・クライン　トゥデイ①．岩崎学術出版社, pp.61-72.)

Segal, H. (1993) On the clinical usefulness of the concept of death instinct. Int. J. Psycho-Anal., 74; 55-61.

第7章 筋肉の暴力的な使用による取り入れ器官の排泄器官化
ビオンの観点からの統合失調症への精神分析的アプローチ

中川慎一郎

中川論文の紹介——松木邦裕

　本論文の特徴は，分析場面での統合失調症者の現象学や，その分析的理解とそのダイナミズムの高度に緻密な記載にあります。そこでは，パーソナリティの精神病部分がなす暴力的排泄が形作っていく病理があらわにされていきます。

　統合失調症者が実演する最早期の心的発達の病理は，ビオン理論を踏まえた著者によれば，以下のようです。

　母親のコンテイニング能力の欠乏や乳児の羨望や嫉妬によって，両者のよいカップリングが形成されない時，両者は悪性のカップルとなります。すると乳児は対象に敵意を抱き，とり入れ器官であるはずの消化管を筋肉化させ，対象を異物として粉々に破壊する爆弾を発射するのです。その排泄性の暴力的投影同一化は，視覚器，聴覚器，呼吸器，生殖器へと媒介する器官を広げ，排泄を強化し続けます。それは，自己の生命を育んでくれる対象を破壊し喪失しながら，自己の生命に敵対する対象に取り囲まれるという自己の生の欲動そのものの破壊，壊滅なのです。その結果，排出された微細な断片と破砕された対象が凝塊化した奇怪な対象群が形成されます。こうして乳児は，奇怪な凝塊物に取り囲まれて，現実との生きた接触を剥奪されてしまいます。

　このようにこころの死を進展させるパーソナリティの精神病部分を非精神病部分に戻すには，暴力的な排泄と化した投影同一化の形成過程を逆向きに辿っていく必要があります。それをめざした治療者の技法的な試みや考察も本論文に提示されています。ここに精神病理学とは異なる精神分析臨床の醍醐味を味わう読者は少なくないでしょう。また本論文は精神病の精神分析的アプローチを再眺望する機会も提供しています。

I　はじめに

1．クラインの投影性同一視とドイッチュの as if personality

　メラニー・クラインは「投影同一視」という病理的な原初的精神機制を発見した。それは，乳幼児が自己の内部に包み込んでいると自己が解体してしまう死の恐怖をもたらす自己の一部分を切り捨て，乳房や母親の内部へと投げ入れて，母親を内部からコントロールするというものである。その結果として，乳幼児の自我は大切な自己の一部を喪失して貧困化する。乳幼児によって内部から支配された母親は，一人の独立した現実の人物としての存在性を剥奪されて，乳幼児が分裂させて排除した自己の部分と同一視される。したがって母子間の分離は否認されて，乳幼児は母親を自己と混同する。そのために乳幼児にはアイデンティティの混乱が生じる。また自己の大切な一部分を母親に奪われて自我が貧困化した乳幼児には，逆に母親によって自分が支配されて自己の大切な部分が剥奪されているという母親に対する迫害的な不安が生じる。乳幼児が自己を丸ごと母親の内部へと投げ入れて母親を乗っ取り母親から乗っ取られたりすると，ヘレネ・ドイッチュが発見した as if personality という事態が生じて，乳幼児は自己のアイデンティティを完全に喪失して，投影同一視した対象の傀儡と化してしまう。

2．ビオンのコミュニケーションとしての投影性同一視とメルツァーの侵入性同一視

　ウィルフレッド・ビオンは「投影同一視」に母子間の原初的な非言語的コミュニケーションの機制としての一面があることに注目した。つまり乳幼児が自分では消化吸収できないものを母親の中へと排泄して母親から自分が消化吸収可能ものにして返してもらうことを繰り返すうちに，乳幼児が母親の消化吸収能力を習得するという「取り入れを目指した投影同一視」の一面である。ドナルド・メルツァーはこうした「取り入れを目指した投影同一視」を inviting projective identification（招待性投影性同一視：子どもが母親から歓待された中で投影を行うもの）と呼び，前者の病理的な投影性同一視を intrusive projective identification（侵入性投影性同一視：子どもが母親の人格を侵害する

目的で投影を行うもの）と呼んで，両者を区別した。

3．ビオンの内容と容器としての投影性同一視と内容と容器との良性のカップリング化

さらにビオンは，「投影性同一視」を内容♂（投げ入れられるもの）と容器♀（投影物を包み込むもの）との関係へと抽象化した。内容と容器との間に発達を促進する良性のカップリング化が生じると，乳幼児が自分では消化吸収不可能なもの（乳幼児単独では消化吸収ができないために，乳幼児にとって自己の大切な一部であるにもかかわらず，異物として扱われてしまうもの）が，母親から乳幼児にとって消化吸収可能なものとなって返ってくることで，当初は乳幼児にとって自己の大切な一部であるにもかかわらず異物として扱われていたものが，乳幼児にとって夢想可能なもの（空想化可能なものや夢見可能なもの）や思考可能なもの（思考や言語化可能なもの）となる。こうして乳幼児に夢想や思考する能力が獲得される。乳幼児にとって当初は夢想も思考も不可能だった異物が夢想可能や思考可能なものとなると，その夢想可能性や思考可能性は乳幼児が同種の異物を受け入れてそれらを夢想したり思考したりするための容器たる前概念となる。前概念は，現実のものと知的にも情緒的にも番（つが）いとなって現実化や実感化がなされて，概念を形成する。こうして形成された概念は新たな前概念となって，新たな現実と番いとなって新たな現実化や実感化がなされて，新たな概念を形成する。こうして乳幼児に概念を形成する能力が発達する。

4．内容と容器との悪性のカップリング化

ビオンはこうした良性のカップリング化が乳幼児と乳房や母親との間で生起するには，母親に夢想する能力——乳幼児が消化吸収できずに自己解体という死の恐怖に曝されているのはなぜなのかを想像する共感能力——が備わっていることが必要だと説いた。母親が夢想する能力を十分に備えていないために乳幼児からの投影物を受け入れて消化吸収してやれない場合や，乳幼児自身が良い対象に対する羨望や良い対象同士の創造的な性交に対する嫉妬（乳幼児の先天的な羨望や嫉妬ばかりではなく，母親の夢想する能力の欠乏によって乳幼児に引き起こされた欲求不満から二次的に派生した後天的な羨望や嫉妬も含めた

もの)のために，乳幼児が良い対象から良いものを取り入れられなかったり，良い対象との間で創造的な性交を持てない場合には，内容と容器との間に悪性のカップリング化が生じる。

　乳幼児からの投影物(乳幼児にとって苦痛な異物)を乳房や母親が受け止めてくれないと，乳幼児は乳房や母親に対して敵意を抱き，自己にとっての異物をその容器たる乳房や母親を破壊する弾丸に変えて投影することになる。この投影物の兵器化は，母親が乳幼児からの投影物を夢想することをさらに困難にする。したがって夢想や思考する能力を育んでくれる環境が乳幼児から奪われることとなる。異物を消化吸収して夢想や思考可能なものにする能力を育めない乳幼児は，自己の消化管を筋肉化させて異物を暴力的に粉々に破壊して爆弾として発射するしかなくなる。この乳幼児の投影の暴力化に呼応して，乳幼児が消化吸収できないものを代わりに消化吸収する消化管だった乳房や母親の方も，乳幼児から良いものを奪って残り滓だけを排泄してくる敵対的で剥奪的な筋肉化した消化管と化す。

　ビオンは乳幼児の夢想や思考する能力は，乳幼児が消化吸収できないものを消化吸収する母親の消化管——母親の夢想する能力とリンクした母親の消化吸収能力——の乳幼児への内在化に端を発すると考えたが，母子相互の消化器を媒体とした投影性同一視の暴力化による乳幼児の夢想や思考する能力の発達障害は，視覚器や聴覚器や呼吸器や生殖器といった他の器官を媒体とした母子相互の投影同一視の暴力化へと波及して，他の取り入れ器官の筋肉化による暴力的な排泄器官化を招く。

5．内容と容器の相互破壊と奇怪な凝塊物の形成

　内容と容器との悪性のカップリング化が激化すると，内容と容器とは互いに敵対し合って互いを破壊し合う結果となる。こうして乳幼児は，自己の生命を育んでくれる対象を破壊して喪失しながら，自己の生命に敵対する対象に取り巻かれていく。自己の生命を育む土壌から根こそぎにされた乳幼児は，生命そのものに敵対的となって，自己の生の欲求自体を異物として暴力的に破壊してしまうこととなる。筋肉の暴力的な使用によって粉々に断片化されて核爆弾と化した投影物は，核分裂する微細な断片となって，容器たる乳房や母親を壊滅させる。暴力的な爆発力で散乱する微細な投影物は，そのための容器を壊滅さ

せて失うにつれて，互いが悪性にカップリング化する内容と容器と化して，暴力的に凝集し合うことで奇怪な凝塊物を形成していく。こうして乳幼児は，奇怪な凝塊物に取り囲まれることで，現実との生きた接触を剥奪される。

6．非精神病人格と精神病人格との離反と暴力的な排泄と化した投影性同一化の逆転

ビオンは，内容と容器とのカップリング化が，乳幼児に夢想や思考する能力を発達させるものになるのか，それとも生命を暴力的に破壊するものになるのかによって，人が非精神病人格を形成して成長を遂げるか，それとも精神病人格へと変質しまうのかの分岐点となり，一旦分岐した両人格はその後架橋できない程にまで大きく離反していくが，精神病人格を非精神病人格に戻すには，暴力的な排泄と化した投影同一視の過程を逆向きに巡って旧に復させる過程を踏むことが必要だと考えた。

Ⅱ　症　　例

症例は，当院初診時（X年）に35歳だった独身男性のA。診断名は統合失調症。

両親は共に当院のあるB地方の生まれだったが，父親の仕事のためにC地方に長年在住し，AもAのきょうだい――そのうちの一人の妹は精神障害者である――もCで生まれていた。X－1年，父親の定年退職を機に，両親が精神障害者で独身の妹を連れてBに戻ってきた。両親と同居していたAは一人暮らしを始めて，Cの遊興施設で働き続けた。しかし一人暮らしに疲れてAもBで両親と同居を始めたために，AはX年に当院を初診した。

Aは初診時，「両親と再び同居してからは眠ってばかりの生活になっているので，何とかしたい」と語った。さらに「私の体の中には『気』があって，それが何なのかが分からない」とも語った。『気』とはAがコントロールできない微細な物質だった。それはAがイメージ化することも言語化することも困難なものだった。Aは「私の頭の中には万能的な良い気がある」「それに刺激されて唾液が盛んに分泌される」と語った。筆者にはAの頭の中の万能的な良い気とは食欲をそそる美味しい乳房のように推察された。唾液の分泌で食欲が覚

めさせられると，Aの体の下部の奥から悪い気が噴出してきて，Aの胃は緊張した。その悪い気で頭の中の万能的な良い気が汚染されると，Aは集中力ややる気を奪われた。Aが空腹感に駆られて外から物を取り入れると，それに伴って外の空気が胃に混入してきて，Aの胃はさらに緊張した。Aは，体の下部から噴出した悪い気や外から混入した空気を，緊張した胃を酷使してゲップとして体外に排泄することで，万能的な良い気を取り戻さなければならなかった。

Aは，胃に負担が掛からないように外の世界との接触をできるだけ回避し，食欲を満たすために母親の用意した食事を一人で取る以外は，自室でタバコを吸いながらテレビやビデオを見るか，眠っているという生活を送っていた。Aは「眠っている時にもテレビやビデオの悦楽的な場面の夢を見ているし，物質的には満ち足りた生活をしている」「これまで服薬してきたブロンペリドールは今や儀式的に服用するだけのものとなっているので，軽い別の安定剤に変更してほしい」と語った。

Ⅲ 現病歴

Aは，中学入学当初は，成績も良くて順調だった。あるクラスメイト——ネクラでクラスの者からも孤立していた男の子——が成績でAに競争を挑んできた。その子はAをしのぐと活発な明るい子になったが，それに相反してAは，ネクラとなってクラスの者から孤立して，成績も低下した。Aは中学2年になると運動部へ入部したが，そこでもある運動部員から今度は運動で競争を挑まれて，同じ事態が生じた。Aは良いものをすべて奪われて，目の前が真っ暗になった。そしてAの目の中には外から何も入ってこなくなった。

Aは高校へ進学した。Aはその風貌から入学当初は硬派の突っ張りと目され，友達が近寄って来た。だがAが軟弱だと分かるとすぐに友達は離れて行った。そして彼らが陰で自分の悪口を言っているとAは感じた。Aは高校2年生の頃から自分には何でもできる気があるように感じ出したが，その気は取り押さえていないと自分から逃げていくものだった。そこでAは万能的な良い気を保持するために，意識を完璧に集中させようとしたが，雑念のためにそれは困難なことだった。Aが雑念に拘泥すると，それは頑固なシコリとなって，頭や関節や皮膚に強烈な痛みを引き起こした。

Aは高校卒業後大学への進学を目指したが，受験に失敗して予備校へ通い始めた。しかし性欲のために勉強に集中できずに，Aは大学進学を諦めて仕事に就いた。最初こそ職場の期待に沿おうと努力したものの，仕事が覚えられずに幾度も同じ注意を受けているうちに，Aは嫌気が差してどの仕事も短期間で辞めてしまった。Aは精神科クリニックから投薬を受けてみたが，それでも仕事を継続できなかった。そこでAはCの精神病院に数カ月間入院した。その病院からブロンペリドールの投与を受けるようになって，Aは総合病院の夜間受付の仕事を数年間継続できた。X－1年，同居していた家族がBへ転居したため，Aは一人暮らしを始めた。その後の経過はⅡに記載した通りである。

Ⅳ　治療構造

　筆者は薬をパーフェナジンに変更し，Aを精神科デイケアと精神分析的心理療法へと導入した。心理療法は週3回，1回50分間でカウチを使用した。

Ⅴ　治療経過

1．Ⅰ期（X～X＋3カ月）：取り入れ器官の排泄器官化
a．外の世界との接触による万能的な幻想の乱れ
　Aは，外の世界との接触を回避した自己充足的な生活を送ることで，頭の内部に万能的な良い気を保持しているという幻想に浸っていた。その自己充足的で万能的な幻想は，治療が始まるや，乱された。Aはカウチに横になるや，「入浴中に髪を洗うために頭を下にすると風呂場の排水溝から『気』が入ってくるのが思い浮かぶ」（初回セッション）と語った。頭の内部の万能的な良い気はAがカウチの上で頭を水平にするだけでも乱された。Aは「子どもの頃，親から車で外に連れ出され，車の座席の革の臭いで車酔いしていた」「その件で親を詰ったら，『幼い子どもを一人で家に放っておけないだろう』と反論されたが，子どもは放っておいた方がたくましく育つもの」（2回目）と語った。筆者は〈来院して外の世界や私に触れると，あなたの頭の中の万能的な良い気が乱されるので，一人にしておいてほしい〉と解釈した。Aは「私の発言は治療とは何の関連性もない」と筆者の解釈を全面否定した。Aは面接を頻繁にキ

ャンセルした。

　Aは「Cの遊興施設で働いてきた時は，店内がタバコの煙の充満した悦楽的な雰囲気だったので，飲食の際にも『気』が気にならなかったが，デイケアの時に病院の食堂で食事をしていると臭いが気になる」（3回目），「起きていると唾液が盛んに出て食欲が刺激されるので飲食するが，空気が入ってきて胃がひどく緊張するので，ひっきりなしにゲップをしなければならないのが苦痛」（4回目）と語った。筆者が〈あなたの頭の中の万能的な良い気とは食欲をそそる美味しい乳房のようなものであり，それに刺激されてあなたの欲求を満たすものを外の世界から取り入れるものの，あなたと外の世界との交わりからは悪いものが生じてくるので，あなたの頭の中にある理想的な乳房だけを吸っていたい〉と解釈した。Aは「その通り」「私は朝起きて昼仕事をするのが厭」「逆に夜は元気」「面接もやる気がしない」と肯定した。そして筆者の機嫌を窺いながら「面接を定期的にすることで治るのならそうするが」と付け加えた。

b．胃の排泄器官化と悪い気の迫害対象への形象化

　Aが外からものを取り入れても悪い気が体内に蓄積する結果に終わるので，Aの胃は，外から物を取り入れのための器官であるよりも，体内に蓄積した悪い気を口から排泄するためのゲップの器官と化した。Aは，悪い気が面接中に体から出て行かないように，面接の前に胃を酷使して体内の悪い気をゲップとして出して置こうと努力した。しかし排泄が追いつかずに，面接に臨む時にもAの体内には悪い気が残っていた。そのためにAは，面接で口を開くまでに長い時間を要したり，沈黙を破って口を開く際に吃ったりした。Aは「ブロンペリドールに出会う前にあった頭痛が戻ってきた」「悦楽的な夢の中に中学時代に私から良いものを奪って勢いづいた級友や私から視力を奪った運動部員が出てくるようになった」（5日目），「妹が私からやる気を奪って元気になってパソコンの勉強を始めた」「妹は生まれた瞬間から目を開けて私のことをいつもボーッとした目で見ている」（6回目）と語った。

　筆者にはAの体内の悪い気が中学時代の学友や妹という過去や現在の外的迫害対象の姿を借りて形象化されてきたように思われた。筆者は〈外の世界や私との接触によってあなたの中に悪い気が生じてきてあなたの頭の中の万能的な良い気を乱しているので，外の世界の人物や私があなたからやる気を奪っているように感じている〉と解釈した。Aは「『気』とは微細な物質だから人との

関連性はない」と否定した。

c．視野の中への性的カップルの登場と視界の靄

Aは「書店で働いていた時に既婚の女性主任から，私が彼女のことを好きなことをいいことに利用されたことや社長の息子で独身の店長と彼女との不倫現場を見せつけられたことを思い出して，彼女の腹をナイフで刺したくなった」（8回目），「いやらしい若いデイケア参加者が，私が好意を寄せていた女の子と私がデイケアを休んでいる間に仲良くなっているのを見て，その男を殺してやりたくなった」（12回目）と語った。Aは外の世界との接触で食欲のみならず性欲も強く刺激されていた。Aは，食欲に関して「物を食べても，先に頭の方に味を持って行かれるので，私には物が味わえない」（11回目）と語ったが，性欲に関しても同じ欲求不満を味わわされていた。Aは「神経が生気を奪われて黒板に爪を立てた時のようにキーキーと鳴いている」（11回目）と訴えた。

筆者には，Aの頭の中の万能的な良い気とはAの食欲や性欲といった欲求を自己充足させてくれるもののことだが，その充足は幻想であって現実の満足をもたらすものではないので，Aは欲求を実際に満足させてくれるものを外の世界に求めざるを得ないものの，欲求不満に耐えながら現実的な努力をすることを厭うAにとって現実の対象を目にすることは，強烈な欲求不満を味わわされるだけの結末になると推察された。Aの視野の中に性的カップルが登場することでAの欲求不満が激化すると，Aは「視野に白い靄のようなフィルターが掛かる」（11回目）と訴えた。

d．悪性さを激化させた大量の悪い気の発生と肺や目の排泄器官化

Aの体内の悪い気が激化するとAは面接中に荒い呼吸をするようになった。それはもはや胃という消化器を使った排泄だけでは足りずに，Aが肺という呼吸器を使った排泄をも余儀なくされたようだった。Aは「私の内部の過敏な気が人としゃべると一気に外へと噴出して，それが凝塊となって返って来る」（13回目）と語った。Aの体内の悪い気は，反応過敏性を激化させて，凝塊を形成する凝集性を帯びた。さらにAは面接中に掛けているメガネを外すようになった。筆者がその理由を問うと，Aは「メガネで視力を矯正して物を直視していると，体内に悪い気が蓄積してきて視力が疲れて，物が――映画のテロップが下から上へと流れているのが突然に停止した時のように――停止してグチャグチャに歪んで見えるので，メガネを外したり視線をメガネのレンズの外へ

逸らすことで体内の悪い気を逃がしている」（15回目）と説明した。

　筆者は〈現実的な努力を厭うあなたにとって，あなたの欲求を実際に満足させられる現実の良いものを目にすることは，あなたに強烈な苦痛や外の世界のものに対する殺意を伴った強烈な憎しみを生じさせるので，物が直視できなくなる〉と解釈した。Aは「人に対する憎しみは心の中の感情であり，悪い気は臭いのような微細な物質だから，両者の間に関連性があるとは思えない」と否定した。

e．物事の情緒的な関連性について思考できないこと

　Aは「本が以前はまったく読めなかったのが，先生と面接をするようになってすらすらと読めるようになった」（12回目）と語った。Aは面接を受けることで考える能力を刺激されていた。しかし外の世界に目にしたものによって誘発された悪い感情を外からの迫害の結果として感じることはできても，Aには自発的な欲求を持ってそれらを空想化することも，空想したことを実現化するために外の世界と知的あるいは情緒的な交渉を持つこともできなかった。Aは「高校2年生の時に医者である叔父と父親とが私を医者にする話をしているのを聞いて絶句した」「頑なに勉強させられて，気を狂わされ，人生をおかしくされた」（13回目）と語った。筆者が〈私から面接で自分自身について考えさせられて発狂させられそうに感じている〉と解釈すると，Aは「ただの思い出話だが，面接の効果には疑問がある」と答えた。

　欲求不満に耐えられずに万能的な自己充足幻想に浸っているAにとって，自発的な欲求もそれに基づく外の世界との知的あるいは情緒的な交渉も，万能的な自己充足幻想を乱す悪い迫害的な対象だった。その両者は粉々に破壊されて，わずかに臭うと感じられる以外は，Aが見たり感じたりする必要のない微細な物質として排泄されていた。Aは面接で，長時間荒い呼吸をしたり，頻繁にメガネを外すようになった。

　筆者には以下のように推察された。①Aには自らの欲求が外的対象の姿を借りないことには視覚化できないこと。②欲求不満に耐えらないAにとって，Aの欲求を満足させられる現実の良いものを目にすることは，強烈な欲求不満を掻き立てられて，強烈な苦痛や外的対象に対する殺意を伴った憎悪を生じさせられる結果となること。③焦らすだけで実際の満足を与えない外的な良い対象は，Aにとっては自分から万能的な良い気を奪う迫害対象と化してしまうこと。

④外的な良い対象に刺激されて欲求が目覚めさせられると，欲求に伴ってAの体の奥から，取り入れに伴って外の世界から，悪い気がAの体内に蓄積してくること。⑤Aにとって肛門から悪い気を完全に排泄することは，迫害対象化しているものの元来はAに現実の満足をもたらす外的な良い対象だったものを完全に失う結果となり，取り入れるものが何もない目の前が真っ暗な状況を生じさせること。⑥眼前暗黒感を回避して視野の中に外的な良い対象を保持して置くために，Aは，悪い微細な気を体の下から上へと汲み上げて外的な良い対象を害さない密やかな形で，消化器や呼吸器や視覚器を使って体外に排泄しようとしていたが，悪い微細な気が視野の中に靄となって侵入して来ると物が直視できなくなること。

　筆者は〈その白い靄はあなたと私との間にも掛かっている？〉と尋ねた（15回目）。Aは「面接では横になって天井を見つめているから」と否定した。筆者が〈私との接触で生じている悪い気が私に向かわないようにそれらを面接室の天井に向けて排泄している〉と解釈すると，Aは「先生を意識することも先生に気を遣うこともない」「それに悪い気は私の中から出てくるもの」と否定した（17回目）。Aは「胃が緊張して食事が取れないのでタバコばかり吸っている」と語った（18回目）。筆者は〈あなたの中の悪い気を受け止めてくれる人がいない？〉と尋ねた（19回目）。Aは「両親はサバサバしているので別だが，普通の人には苦痛を与えるものだから」と肯定した。筆者が〈私もあなたの悪い気を受け止めることを苦痛に感じて嫌がっているように感じている〉と返すと，Aは「あまり……いや多少は」「面接の効果に疑問があるのに先生が黙っていて答えないから」と肯定した。そして「人を踏み台にしてトントン拍子に医者になったような人は人として本物ではない」と初めて筆者に対する不信感を口にした（19回目）。Aは面接とデイケアを続けて休んだ。

2．Ⅱ期（X＋3カ月〜X＋半年）：侵入性投影同一視――筋肉を使った暴力的な排泄

　Aは2週間ぶりに面接に現れて，「胃が過敏で唾液を胃に集められない」「唾液が頭の中で散って集中できない」「薬を元に戻してほしい」と言ってきた。筆者は薬をブロンペリドールに戻した。さらにAは「遊興費のためにサラ金に手を出して父親から返済してもらった際にパチンコは二度としないと約束した

が，実際には最近もパチンコに行っていることが親に発覚しそうだ」「貯金もなくなってきた」と語った（20回目）。

a．侵入性投影同一視の自覚と抑うつ感

Aは「夜ビデオを見て興奮していることで私が悪い濃厚な気を発散させるので，父親の機嫌が悪い」「26歳の頃に営業の仕事をしていた時に会社の50代の人から『若い力が欲しい』と言われたが，それはその人が私の若い精力を吸い取りたいということだった」「油断していると私生活に侵入されるので，努めて人に知らん振りしていると相手も私に好意を持ってくれる」と語った（21回目）。筆者が〈私から侵入されて良いものを奪われないように私を意識していない振りを装っている〉と返すと，Aは「最近は自分の感情を上手にコントロールできるから，先生との関係も好意的なものにできる」と自信を見せた。しかしAは「猫は死ぬ時に姿を隠すというが，妹が先週入院したら，飼っていた猫が居なくなった」（22回目）「映画の製作現場のビデオを見ていた時，私が素顔の役者の中に侵入して相手を狂わせていると感じた」（23回目）と語った。筆者は〈目を使って人の中へと侵入して相手から良いものを奪っている〉と解釈した。Aはその解釈を認めた。そして「私は興奮すると人と異質な変な体臭を発するので，妹の具合や父親の機嫌が悪くなっている」と応答した。

Aは「唾液が出ない」「うつ的でやる気がない」「目がシバシバして視界に靄が掛かる」「心が空っぽ」「中学時代のお先真っ暗な状態になってきた」と抑うつ感を訴えた（24回目）。筆者が〈目を使って人の中へと侵入して相手の中に悪い気を排泄したり相手から良い気を奪うことに罪悪感を感じている〉と解釈すると，Aは「悪い気は自分ではコントロールできないものなのに，仕事もせずに精神科に掛かっていると変質者扱いされる」「Cに住んでいる友人に会いに行ったらアルバイトを探す」「父親は老いた今でこそおだやかだが，若い頃は過敏だった」「家庭は社会の第一歩なのに，父親のせいで私はその社会の第一歩たる家庭で躓いた」と応答した。Aは，仕方なしに悪い気を出しているだけなのに，筆者がそれをおだやかに受け止めるどころか，過敏に反応して無実のAを責める解釈をしたと感じて，筆者に対する被害感を深めた（24回目）。

b．侵入性同一視の暴力性

AはCに住む友人（D）宅に宿泊しながらDと一日を過ごして戻って来た。Dは精神障害者であり今まさに仕事を始めようとしていた。Aは仕事をしよう

と張り切った状態にあるDを取り入れて同一化するつもりだった。しかし面接に現れたAは躁的興奮状態にあり，「Dの顔が頭から離れずに自分の声がDの声になっている」とDに人格を完全に乗っ取られていた。Aは「Dが『一緒に切磋琢磨して共に仕事を頑張ろう』と言って自分に挑戦してきた」と激昂しながら，Dと遊園地のゴーカートで競争したり，ロックコンサートに行ったり，飲酒した出来事を話し続けた。それはAが激昂して話すことでDを体内から排泄しているようだった。Aは，自分の中からDの姿が薄れると，「胸の中がストンと落ちたようにうつになって苦しい」と語った。Aは興奮を鎮めるためにブロンペリドールの増量を求めてきた（25回目）。

Aは「薬が増えてから筋肉が強張る」「職業安定所に行くために筋肉を少し使っただけなのにひどく疲れる」「薬の副作用と思うので水を大量に飲んで薬を体の外に排泄している」「気が滅入るから音楽を大音量で聴いているが，音楽が頭から離れずに夜眠れない」「筋肉を使って発散しないと音楽が消えない」（26回目），「夢にまでは出てこないが，Dがまだ頭に残っている」「一緒に切磋琢磨するのは真平御免なので，Dからの電話には出ない」（27回目）と語った。筆者が〈筋肉を暴力的に使って『共に仕事を頑張ろう』と言ったDを粉々に破壊して体の中から追い出している〉と解釈すると，Aは「ブロンペリドールに出合う前は仕事が覚えられずに，特に職場の若い人とは激しく衝突して，暴力的になって自室の壁に穴を開けていた」「今度就く仕事は老人相手の介護の仕事がよいと思っている」と自らの暴力性を認めた（27回目）。

筆者が薬に関して〈私が出した薬であなたの精力が奪われているように感じている〉と解釈すると，Aは「薬に反発して性欲が高まっている」「私は元々性欲が強く，今はポルノビデオを見ながら自慰で発散させているが，Cに住んでいた時にはよくソープランドへ行っていた」「私の性欲が強いのは両親がB地方の生まれだからだと思う」「B地方はC地方に比べて風光明媚で空気も新鮮だが，人間性が濃い気がする」と語った（26回目）。筆者が〈私があなたと共に面接という仕事を頑張ろうとすると，私から精力を奪われていると感じるあなたが私に反発して性的興奮を高めて，私と暴力的な衝突を引き起こしかねないので，分析という協働の仕事ができなくなる危険性がある〉と解釈すると，Aは「ありのままの自分を語ることで先生が私を分析するという仕事がしやすくなるように協力したまでのこと」と答えた。

Aは「パン屋の厨房で働いたことがあるが，形作りと焼くことはできても，機械でパン粉を混ぜ合わせるミキシングができなかった」「機械の回転を適切に低速から高速へ，高速から低速へと切り換えられなかったから」と語った（27回目）。筆者が〈老人相手の仕事だと一方的な援助関係だから優しい気持ちを保てるが，共に仕事をし合う関係になると，気が激化してコントロールが効かなくなって暴力的となるので，協力関係が維持できなくなる〉と解釈すると，Aは「口臭が気になる」「Dも父親も私自身も口臭がきつい」と語った。Aは自分が筆者に対する優しい協力的な思いから語ったことを，筆者が口汚い解釈をすることでそのAの思いを無にしたと感じたようだった。筆者には，Aが視線を介して人と接触する場合には，人との間に距離があるのでAは自分の感情をコントロールしやすいが，Aが人とじかに触れ合って相手から口を介して良い物を吸収したり人と創造的な交わりを持つ場合には，Aの中に食欲や性欲が誘発されるものの，それらを自分や相手の益になるように活用できないAとっては，羨望や嫉妬や欲求不満や暴力性を掻き立てられるだけなので，相手と罵り合ったり喰い合ったり犯し合っているとしてしか感じられない危険性があるように推察された。

c．外的な良い対象への羨望や創造的な性的カップルへの嫉妬

　Aは「夜になると元気になる」「夜の仕事だったので総合病院の夜間受付では機敏に働けた」「その総合病院には肛門科と皮膚科はなかったが，マニュアル通りに動けばよかったので，患者が多数来院しても対処できた」（28回目）と語った。筆者には肛門と皮膚のないものとはA自身を具現化しているように感じられた。他の職員との接触の少ない夜勤の仕事であれば，悪いものを適切に良いものから識別して排泄するための肛門も要らなければ，人との情緒的な関係を適温に保つための皮膚も要らないように思われたからだった。筆者が〈夜間職員の少ない所で働いていると，人への悪影響を気にせずに悪い気を排泄できるし，人との情緒的な関係が濃密になって暴力的な興奮を引き起こす危険性もない〉と解釈すると，Aは「昼間に働くと家庭を持って仕事をしている社会人を多数目にしないといけないからプレシャーになる」と語った。筆者が〈面接で昼間に仕事をしている私を目にすると，私に対する羨望や嫉妬が湧いてきて，私がライバルとしてしか見えなくなる〉と解釈した。Aは「友達関係は遊興的なものであって，知識などを競い合うライバル関係とは違うと思って

いる」と答えた。筆者が〈私との関係があなたが面接を通して自分自身を知るという治療的に意義あるものになると，私が知識を競ってくるライバルに見えてきて，私があなたと激しい悪い気のぶつけ合いや良い気の奪い合いをしているとしか感じられなくなる〉と返すと，Aは「今日面接前に病院の玄関の下駄箱の臭いが鼻についた」と答えた。

d．自分自身を知ることへのアンビバレンツな気持ち

　Aは「この病院のブロンペリドールは以前服用していたものとはメーカーが違うので，筋肉が強張るという副作用が出ている」「そもそもブロンペリドールは統合失調症の薬なので，私が服用する薬ではないが，私が仕事もせずに家に居るとせっかく退院してきた妹に悪影響が出るので，ブロンペリドールを服用してアルバイトに行こうと思っている」「こちらではまだ働いたことがないが，Cで働いていた時にはインテリが多くて鼻についた」「今日この面接の後にアルバイトの採用面接を受けるが，採用されれば心理面接は今日で最後になる」（29回目）と語った。筆者が〈私があなたに解釈することが，私が知識を自慢してあなたに競争を挑んできている行為としか感じられないので，私のことが鼻につく〉〈そこで筋肉を暴力的に使ってあなたと共に面接という仕事をしようと言ってきている私を粉々にしてあなたの中から追い出している〉と返すと，Aは「先生はおだやかな性格だし，これまでの主治医と違って積極的に心理面接もしてくれるので，良い先生だと思っているが，薬に関しては頼りない」「ブロンペリドールを最初に処方した主治医は，私の性格や病名を勝手に決め付けてくる権威的な所があったので，腹が立った」と筆者に対するアンビバレンツな気持ちを語った。

　Aは「最近は心理面接で収穫を得ているので，アルバイトの採用面接では心理面接のある曜日は半日勤務にしたいと条件を付けたが，面接の時間をずらしてもらわないと心理面接が継続できないが，それは可能か」と尋ねてきた（30回目）。筆者が「可能」と伝えると，Aは半ばがっかりした様子で「私の父親は年をとって今はおだやかだが，薬の副作用や精神的な病気には理解がない」「D君の父親は競馬が好きだが，私の父親は賭け事が嫌いなので，波長が合わない」（30回目），「強い巨人軍が嫌いなのでテレビで野球観戦している時に『負けろ』と念じていると，以前は巨人軍が負けていたのに最近は負けてくれなくなった」（31回目）と語った。筆者が〈あなたに快楽を禁じてあなた自身

について考えさせようと強いる権威的な私を負かすために、私が面接をできなくしようとしたのがうまく行かなかった〉と返すと、Aは「その通り」「人からアウトローだとよく言われる」「外から入ってくる悪い気は鼻につくのですぐに分かるが、自分の中の悪い気は大量に溜まってこないと分からない」「社会的なステータスのある金持ちが嫌い」と語った。筆者が〈仕事している人や結婚して家庭を築いている人を見えると妬ましくなる〉と返すと、Aは「結婚して子どものいるきょうだいの批判を私がすると、父親から『それはお前の僻みだ』とよく言われた」「今ではきょうだいの子どもたちを可愛いと思っているが」と語った。

3．III期（X＋半年〜X＋1年）：妄想形成と奇怪な凝塊物
a．離人感

Aは「先生が前回『私の性格には快楽を禁じて考えることを強いる権威的な人物に対するアウトロー的な強烈な反発がある』と私の問題点を纏めてくれたことに感謝している」「その通りだと思った」（32回目）と実感を持って筆者の解釈を受け入れたようだった。しかしそれは情緒的な実感を伴った筆者の解釈の取り入れではなくなり、Aは「だからあるがままの自分について先生に対して失礼のない話し方で話そうと努めているが、実際には視界に靄が掛かって先生から面接を受けている実感がない」と離人感を表明した。筆者が〈私から言われたことを知識としては取り入れようとしているが、それをあなたの現実に実感を持って当て嵌めてみることには強い嫌悪感がある〉と解釈すると、「仕事をする背広姿はかっこいいと思うが、中学時代からロックミュージシャンやF1レーサーといった現実離れした職業に憧れてきた私には、現実的な仕事は魅力がない」と語った。

Aは「少年野球をやっていた頃、私は2軍ではホームランバッターだったが、1軍で怖い監督にしごかれてからはやる気を失くして、弁当も喉を通らなかった」（33回目）と語った。筆者が〈私から面接で考えさせられることを私から万能感を奪われるしごきのように感じている〉と解釈すると、Aは「自慢ではないが自分に自信があるので、私がしたいことや見たいものや聞きたいものを認めてほしい」「採用面接のために昼間一人で外出すると、恐怖感から殺気立ってきて体から変な臭いがしてくる」と答えた。

b．現実の暴力的な排泄化による臭いと誇大妄想

　Aは昼間のアルバイトの採用面接で不採用にされることが続いた。Aは眠気を訴え，何もせずにタバコを吸う生活となった。Aは「現実には作曲能力はないが，夢の中では良い曲ができる」「有名なロックミュージシャンになって，私の音楽的パワーで全世界の人々を魅了したい」（34回目）と誇大妄想を強めた。さらに「私に眠気を押し付けてくる妹の存在が目障り」（35回目），「野菜の臭いが鼻につく」「野菜作りをしている私の叔母は性格がきつくて遊びに行っても小遣いもくれない」（36回目）と語った。

　筆者が〈あなたがしたいことやあなたが見たいものや聞きたいものだけをしたり見たり聞いたりしていたいのに，したくもない面接をさせられて私からあなたの現実を見させられたりあなたの現実について聞かせられたりするので，私の現実の存在が目障りだったり鼻につく〉〈そこで私という現実の存在を粉々にしてあなたの中から追い出しているから，あなたの体から私と異質な臭いがしたり外の臭いが鼻についている〉（36回目）と解釈すると，Aは「私の体が臭ったり私が外の臭いに敏感だったりするのは私の内部の悪い気のせいなので，先生の言われたことはずれていると思うが，確かに私に小遣いをくれる叔母の家の仏壇の線香は暖かい良い香りがするので，多少は私が相手に抱いている感情によって私が相手に感じる臭いも異なるのかもしれない」とあまり実感なく答えた。

c．悪い気の排泄困難による錯乱

　Aは「金がないとやる気も出ない」「私は家庭を持って昼間に仕事をしている人たちとは波長が合わない」と遊興費欲しさに小さな会社の夜間のアルバイトを始めた（38回目）。それは車に会社の社長や同僚たちと長時間同乗しなければならない仕事だった。Aはすぐにひどい混乱を起こし，筆者の名前を忘れたり，面接時間を間違えたりした。Aは「頭が混乱して頭痛がしたり，筋肉が強張ったり，関節が痛んだりする」「私が車を運転する場合には窓を開けてタバコを吸いながら自分がF1レーサーになり切っているのでよいが，助手席に乗る場合にはどうしようもない」（39回目）と車という狭い密室では体内の悪い気の排泄が困難なことを訴えた。Aの同僚たちとの関係が親密になるにつれて，Aの体臭には生殖器からの排泄も加味されてきた。Aは「同僚たちは懇切丁寧に教えてくれるのに仕事が全く覚えられない」「同僚たちと車に同乗して

いると股間が熱くなり，私の変な体臭で同僚たちの機嫌を損ねて疲れさせている」と絶望的になった（40回目）。そして41回目の面接では，メガネを外したり荒い呼吸をするばかりで，言葉がまったく発せられない錯乱した状態を呈した。

d．夢の誇大妄想化

幸いに三連休の休みがあって，Aは少し落ち着きを取り戻した。Aは「私が精神科に通院していることを隠しているので後ろめたくて同僚たちとうまく話しができないせいもあるが，それにしてもB地方の人々は熱くて濃くて，走っている車も改造車が多い」「私も金があって車を買えれば改造をするので，同じ血が私にも流れているが」（42回目），「仕事を覚えられないので親切な同僚たちに殺意を覚えてしまう」「B地方は人が親切で空気も水も新鮮だが，仕事も精力的で酒も強い人が多くて女性はセクシー」（43回目）と語った。そしてデイケアの仲間たちと酒を飲みに行った後に，薬なしで眠ってから見た夢（44回目）を報告した。

それは怪しげな新興宗教によって日本中の人々が入信させられる夢だった。Aは「妹は気が強いので親が反対したにもかかわらず入信し，その後を追うように母親が入信して，私と父親が断固として入信を断って町を歩いていたら，町中の人々が新興宗教の幹部になっていて食堂も果物屋も全部新興宗教によって占拠されていたが，たまたま新興宗教でない人がいちごを売っていていちごがまだ売れ残っていたけど，運動しようって，夢の中で必死になって運動していたら，パッと夢から覚めた」と語った。筆者は〈懇切丁寧に仕事を教えてくれる同僚たちとの親密な関係によって性欲が刺激されているが，その性欲を仕事のために活用できずに，逆に同僚達があなたから万能感を奪おうとしていると感じて同僚たちに殺意を抱いている〉〈そして有益に活用できない性欲を悪用してあなたの万能的なパワーを強化して，あなたのしたいことやあなたの見たいものや聞きたいものだけをしたり見たり聞いたりできる誇大妄想の世界を築こうとしている〉と解釈した。Aは「夜勤のアルバイトを続けて私の精神は大丈夫だろうか」と不安になったが，「私が社会で失敗するのは親が私のしたいことを邪魔したからだと思う」と夢の中の妹のように頑固に言い張った。

Aは次の回の面接で「次が仕事を覚えられない私を怒鳴り散らす社長と組む番だったので堪え切れずに，精神科に通院していることを社長に話してアルバ

イトを辞めた」と報告した。そして「デイケアの仲間から聞いて職親の存在を知ったので，職親で働きたい」と言ってきた。

e．現実の幻覚化

Aは職親に就労するためにデイケアの職業訓練を始める。それと同時に楽器のエレキベースを購入した。それはAが生活や仕事のための基盤（ベース）の必要性を自覚したかのようだったが，実際には「私には音楽の知識も演奏の技術もないが，良い音楽的センスがある」という場当たり的なものだった。Aはデイケアでの半年から1年間の職業訓練を経なければ職親の仕事に就けないと知ると，「金が欲しいのですぐにでも仕事に就きたい」と強い不満を述べた。そして『シックスセンス』という映画について語った（48回目）。それは霊的存在である精神科医が霊を見る子どもを治療する映画だった。それに関連してAは，「私の意識だけは現実にあって食事も排便もしているが，私の存在自体は現実感を喪失して自分を皇室の皇子であると夢見ている」「私の現実の両親はそういう私を見てこの子は夢を見ているだけだと思っている」と語った。そして「金さえもらえればトイレ掃除といった汚い臭い仕事だってこなせた」と語った。筆者にはAが，A自身や筆者からその現実的存在性を汚いものとして排斥して，誇大妄想的存在と化したAが幻覚化された精神科医たる筆者とスピリチャルな交流だけを望んでいるように感じられた。

Aは不満を押し殺して職業訓練への参加を決意した。Aは，体内の悪い気や体臭がAと筆者との幻覚化された理想的な関係の中に混入しないように気を遣いながら，金が稼げないために快楽を奪われている不満を訴え続けた。そして「爪を毟り取っている」（50回目）と語った。筆者には，治療に対するAの憎悪の亢進でAの体内の悪い気が激化して爪という攻撃的な凝塊物を形成しているが，Aは自分の強烈な憎悪が筆者に向かわないようにその爪を毟り取っているように感じられた。

筆者が〈私やデイケア・スタッフから快楽を奪われてキーキーと悲鳴を上げているあなたの神経が私やデイケア・スタッフに爪を立てたくなっている〉と解釈すると，Aは「デイケアで昼間に職業訓練をしていると性欲も湧かずにすがすがしい気持ちでいられる」と筆者やデイケアを理想化し続けつつも，「夜働ければ働いている場所の付近の家でセックスをしているカップルが発する性的な気を吸収してパワーを獲得できるのだが」と語った。筆者には，現実の性

的カップルを目にすることも現実の人と創造的な交わりを持つこともできないAが，幻覚化された性的カップルから万能的なパワーを吸い取ろうとしたり，幻覚化された超能力者の筆者とスピリチャルな性交を持つことで誇大的なパワーを作り出そうとしているように感じられた。

f．現実存在に対する憎悪

Aは生活する上で避けて通れない現実の存在たる妹への不満を顕わにした。Aは「私が食事をしようとしたりトイレに行こうとすると，いつも食堂やトイレを占拠している妹の存在が疎ましい」「妹は父親から援助を受けて暮らしているのに，『父親に死んでくれ』と馬鹿なことを言って父親と衝突した」と語った（53回目）。筆者が〈現実の人間からその現実的存在性を汚いものとして破壊して排斥することで，あなたにとって都合の良いものだけを奪い取って自分の万能的なパワーに変えたいのに，そうしたあなたの願望を邪魔する現実の人間の存在が疎ましい〉と解釈すると，Aは「確かに会社は交通事故的な衝突で辞めたけど，今は職親での就労に向けて日々頑張って行こうと思っている」「でも私には金や快楽への執着という卑しいところがある」と自らの貪欲さについて語った。

g．性欲の高まりによる筆者や病院に対する反乱

Aは「デイケアの休みの週末には性欲が湧いてくる」「Bに引っ越して来てからもソープランドに行った」（54回目）と性欲の高まりを仄めかした。それと同時に「私には性風俗に精力を奪い尽くされた人が漂わせる変な雰囲気がある」と性欲の高まりへの恐怖を語り，「最近また新興宗教の毒ガス工場の夢を見た」「新興宗教は性欲を通して洗脳するというが，潜伏している新興宗教は今一体何をしているのだろうか」と続けた。

Aは車は親に反対されたのでバイクを購入した（56回目）。Aは，性欲が高まってバイクを購入した時期を境に，「デイケアでは職業訓練と称して患者に仕事をさせて治療費を取っている」「精神病者でもないのに統合失調症の薬であるブロンペリドールを服用させられている」「このままでは精神病者に仕立て上げられる」「面接者を本物の心理専門家に代えて欲しい」（56回目），「病院が医療過誤を起こしても患者は泣き寝入りすることが多いが，先生が医療ミスをしたら私は訴訟を起こして先生に反乱を起こす」（61回目）と筆者やデイケア・スタッフに対する猜疑的な憎悪を向けてきた。そして実際に反乱を起こ

し，デイケア・スタッフの制止を振り切って夜間のアルバイトを再び始め（67回目），「今の私には怒りが溜まっているので喧嘩を吹っ掛けられたら相手をぶっ殺してやるぐらいの勢いがある」（68回目）と息巻いた。

その反面Aは，自己の猜疑的な憎悪に対抗するように，「他のデイケア参加者に尋ねて回ったが，この病院も先生も良い評判だった」「女性の看護師は皆若くて綺麗で有能」「看護師が優秀な所は良い病院だと母親も言っている」（63回目）と筆者や病院を理想化し，「病院にいると安心するのでこの病院で働きたい」（73回目）とまで言ってきた。また薬についても「昔1週間服用しなかったら，錯乱して呼吸も歩くこともできない状態になった」「そうなると性欲も持てなくなって，ガチガチの理性や道徳の塊になって，意識が内へ内へと向いて外に出られなくなる」（62回目），「薬を服用せずに働くと，仕事場で客が多数押し寄せてきたり，物が壊れたり故障したり，車を運転しようにも事故を起こしそうになる」（75回目）とブロンペリドールの必要性を力説した。

h．良い対象の脱理想化による体内における奇怪な凝塊物の形成と自己解体恐怖

Aは夢を報告した（76回目）。それは，AがCからBの当院へ摂食障害の治療にやって来て，隔離室に入院させられて，若い女性の看護師から無理やり食事をさせられそうになったので，その看護師の首を絞めて殺そうとしたところ，場面が変わって，翌日Aが病室の掃除をしようと自分のベッドを動かしたら，ベッドの下はホコリだらけであったというものだった。Aはその夢の連想として「新興宗教の経営する精神科の病院は不潔で空気も水も食事も汚染されていて治療と称して洗脳をしている」と語った。筆者が〈あなたに欲求不満に耐えて仕事をするように強いる私や病院や地域に対する不満が蓄積すると，私や病院や地域に対する強烈な疑惑や不信感や憎悪が湧いてきて，私や病院やD地方が，あなたの性欲を通してあなたを洗脳してあなたから良いものを奪って悪いものだけを押し付けてくる，不正な汚いものとしてしか感じられなくなり，外から水も空気も食べ物も含めた一切のものが取り入れられなくなる〉と解釈した。Aは筆者の解釈を認め，「薬を服用せずにいると，疑惑や不信感や憎悪が高まって性欲も持てなくなり，頭の中に角張った鉄や鉛の玉が生じてきて，キューンと耳鳴りもしてきて耳も目も働かなくなる」「体の中にもシコリが関節や筋肉や皮膚などに生じてきて，呼吸することも歩くこともできなくなる」と

語った。

VI 考　　察

　Aは，良い外的対象に対する羨望や良い対象同士の創造的な性交に対する嫉妬が強烈なために，良い外的対象から良いものを取り入れることも，良い外的対象と創造的な性交を持つことも困難だった。Aは外的世界と接触すると強烈な欲求不満を味わわされた。そしてその強烈な欲求不満は良い外的対象への殺人的な暴力性へと激化した。Aの中では羨望，嫉妬，欲求不満，殺人的な暴力性の四者が互いを増幅させる悪循環を形成した。その悪循環は，Aが外から良いものを取り入れたいと欲するやいなや，始動して，それを極めて困難なこととした。

　当院に来院する直前のAは，母親の子宮にまで退行した状態の中で，万能的な自己充足幻想に浸っていた。Aが外の世界と接触して良い外的対象の存在を感じ取り始めるや，Aの中では食欲や性欲といった生欲動が覚醒し，外的世界から良い外的対象を取り入れたいという生の欲求が誘発された。しかし欲求不満に耐えながら外的世界と現実的な交渉を持って欲求の実現化に努力できないAにとっては，叶わない生の欲求を刺激する良い外的対象も，叶わない生の欲求自体も，Aの万能的な自己充足幻想を乱す悪い迫害対象だった。

　Aが生の欲求に駆り立てられて良い外的対象を取り入れるや否や，Aの中に取り入れられた良い外的対象はAからの強烈な憎悪を向けられて，感知し得ない微細な「気」へと粉砕された。そしてAの万能的な自己充足幻想に叶った良い気とAの万能的な自己充足幻想を乱す悪い気へと選別されながら，万能的な良い気はAの頭の中へと吸収されて貯蔵され，悪い気はAの体の下部へと排泄された。

　治療開始当初にAが外から取り入れていたものは，食欲に駆られて取り入れる食事だけだった。Aは，取り入れた食べ物も食欲も粉砕して，即時的な充足をもたらす理想的な乳房という幻想に叶った良い気は頭の中へと吸収して貯蔵し，それ以外の悪い気は体の深部や体外へと排泄していた。体外へと排泄された悪い気は，わずかに臭う以外は，空気のようなものだった。Aは，食欲に伴ってAの体の深部から噴出してくる微細な悪い気や，飲食の際に外から侵入し

てくる微細な悪い気を含んだ空気を，胃を使ってゲップとして排泄していた。

　Aは現実の性的カップルを目撃した。Aは強烈な性的欲求不満や現実の性的カップルへの羨望や嫉妬や殺意を伴った憎悪を掻き立てられた。それに伴ってAの体内には悪性さを激化させた悪い気が大量に発生した。Aは胃を使った排泄だけでは足りずに，肺や目を使った排泄も余儀なくされた。悪性さを激化させた大量の悪い気は，性欲で結合性を高めながら憎悪で凝集し合って憎しみの塊を形成した。これまではAにとってわずかに臭うと感じられる以外は感知する必要のなかった悪い気が，強い臭いを放ち始めた。また悪い気の一部は，現在や過去の迫害対象の姿を借りて形象化されて，Aが見たり感じたりせざるを得ないものとなった。Aは「視野に靄が掛かる」「自分の体が臭いを放っている」と訴えた。筆者はAの外的対象に対する憎悪とAの体内の悪い気の大量発生やその悪性さの激化との関連性を解釈したが，Aは両者の関連性を見ることも実感することもできなかった。Aにはただ自分の体臭で周囲の者を不愉快にしていると感じられるだけだった。

　臭いが強烈さを増すにつれて，Aは自分が周囲の者の体調や機嫌を害していると感じ始めた。そして自分が目を使って人の中へと侵入して相手から良いものを奪っていると実感した。それに伴ってAは抑うつ感や空虚感や眼前暗黒感を訴えた。

　迫害対象と化しているものの本来は現実の良い対象であるものを粉々にして肛門から体外へと全部排泄して完全に失うことは，Aにとって取り入れられる良いものが外から一切なくなる「お先真っ暗」という恐慌状況を招くことだった。Aは，一方では頭の中の万能的な良い気を守るために取り入れた現実の対象を悪い微細な物質へと粉砕して体の下部へと排泄しつつも，もう一方では視野の中に現実の良い対象を保持するために体の下部から上部へと悪い気を汲み上げて現実の良い対象を侵害しないような密かな形で体外へと排泄しようと努めていた。Aには，自らの生の欲求やそれに基づいて外の世界から取り入れたものに強烈な憎悪を向けてそれらを悪い微細な物質へと粉砕して排泄しようとする精神病人格が優勢だったが，外的な良い対象を保護してそれらから良いものを得ようとする非精神病人格も並存していた。

　Aは，嗅覚だけの世界——その中で外的対象は臭い微細な物質にまで粉砕されていた——に住んでいたが，「目を使って人の中へと侵入して相手から良い

ものを奪っている」と実感したことで，視覚——周囲の者や自分と周囲の者との相互作用を見ることができる——を獲得した。それは視覚器を介した周囲の者との投影同一視の可能性の誕生だったが，実際にはAが周囲の者から良いものを奪って相手に自分の悪い気を押し入れるというAの一方的な取り入れと排泄の関係だった。Aは「自分が発する悪い気は周囲の者に苦痛を与えるものなので，相手がそれを受け止めてくれるとは感じられない」と語った。しかし同時に「相手が自分の発する悪い気に過敏に反応せずに，それを穏やかに受け止めてくれると安心する」とも語った。そこには周囲の者がAの悪い気の容器となる可能性があった。筆者は目を使って人の中へと侵入して相手から良いものを奪って自分の悪い気を相手に押し入れていることに対するAの罪悪感を解釈した。Aは「悪い気は自分がコントロールできないものなのに仕事もせずに精神科に通院していると変質者扱いをされる」と筆者の解釈に対して被害的な反応をして，アルバイトを始める気になった。目を使って周囲の者を悪用しているAの悪い面の下にあるAの良い面——Aが良い外的対象を保護するために自分の悪い気を相手に害を与えないような密かな形で排泄したり視線を相手から逸らそうと努めていること——を汲み上げない筆者の解釈は，AにとってはAが仕方なく放っている攻撃的な臭いに過敏に反応した筆者が報復としてAに対する敵意という筆者の悪い気をAに押し入れてくるものとしてしか感じられなかった。

　Aはアルバイトを始めるに当たって，精神障害者で今まさに仕事を始めようと張り切った状態にある友人を取り入れて同一化しようとした。しかしAは，「一緒に切磋琢磨して共に仕事を頑張ろう」と言ってきた友人が自分に挑戦してきているものと感じて，彼をライバル視した。そして彼と激しい競い合いをして戻ってきた。Aは友人に完全に人格を乗っ取られた躁的興奮状態にあった。Aは筋肉を暴力的に使ってその友人を粉砕して体外へと放逐しようとした。筆者はAの暴力性を解釈した。Aは自らの暴力性を認めた。そして筆者に対して優しい協力的な態度を取り始めた。

　筆者はAの協力的な態度を受けて幾つかの解釈を試みた。筆者が〈Aと筆者との関係が仕事をし合う親密な関係になると両者の間で激しい気のぶつかり合いが生じてしまうというAの恐れ〉を解釈すると，Aはその筆者の解釈を口汚いものとして「A自身や周囲の者たちの口臭のきつさ」について訴えた。筆者

が〈筆者の解釈がAにとっては筆者が知識を自慢してAの競争心を煽っている行為としてしか感じられないこと〉を解釈すると、Aは、筆者に向けた分析的な協力的態度を維持しながら、「仕事をしている筆者に対するA自身の羨望や嫉妬」について語った。しかし同時に筆者の解釈を鼻につくものとして「インテリの鼻につく臭い」について訴えた。

　これまで食欲や性欲を快楽的な形でしか解消した経験がないにもかかわらず、そうした快楽的な解消を抑制しながら食欲や性欲を分析という仕事へと昇華する難題を課されたAにとって、分析的な意味で筆者と皮膚を接して筆者から授乳されたり筆者と性交するという親密な関係は、食欲や性欲を刺激されながらそれらを快楽的な形でも解消できないし分析の仕事にもうまく活用できないままに、強烈な欲求不満に晒されることだった。筆者が〈欲求の快楽的な発散を禁じて自分自身について考えるように強いてくる権威的な人物に対するAの強烈な反発心〉を解釈すると、Aは筆者の解釈を正鵠を得たものとして「筆者に対する感謝の念」さえ表明した。しかしAはその後、「筆者から面接を受けている実感がない」と離人感を表明したり、「自信があるから自分がしたいことや自分が見たいものや聞きたいものだけをしたり見たり聞いたりすることを容認してくれ」と誇大的な万能感を表明した。その誇大的な万能感は昼間のアルバイトの採用面接でAの不採用が続くと強化されて、Aは自らの万能的な音楽的パワーで世界中の人たちを魅了することを夢見た。筆者は〈Aの誇大的な万能感の邪魔をする筆者がAにとって目障りだったり、鼻についたり、口汚く感じられること〉を解釈したが、Aは実感を持ってそれを受け入れることはなかった。

　Aには確かに非精神病人格があって、筆者の解釈に対して協力的な態度を維持しながらその解釈に基づいて自分自身について考えることができた。またAから正鵠を得た解釈として高く評価されて実感を持って受け入れた解釈もあった。しかしそうした実感された解釈も、Aが「食べ物を食べても先に頭に味を持って行かれて自分には物が味わえない」と語ったごとく、その後現実感を剥奪されて、Aの誇大的な万能感（Aの頭の中の万能的な良い気）を強化させるだけに終わった。Aは「分析を受けるようになって本がすらすらと読めるようになった」「しかし本より音楽の方が繰り返し聴いているうちに、楽器のパートが識別できるようになる」と語った。Aは筆者の解釈の知的内容を読解でき

るが，熟考はできずにすぐに忘れてしまうようだった。筆者の解釈の声の調子に関しては識別できるようであった。視線を媒介とした投影性同一視に関しては，相手との間で目を介した激しい良い気の奪い合いや悪い気のぶつけ合いになる危険性が高かったが，目は随意的に動かせるのでAの制御が多少とも効くようであった。それに比して体臭は強烈になると相手を回避するしかなかった。さもなければAはひどい混乱や錯乱状態を呈した。筆者との間での分析的な授乳や性交といった親密な関係は，Aの筆者に対する羨望や嫉妬や欲求不満や殺人的な暴力性を強く刺激した。Aの精神病人格にとって筆者から親密な関係の中で言語的な解釈を受けることは，筆者から口汚く罵られたり，良いものだけを奪われて残り滓だけを排泄される不正で汚い剥奪的な授乳をされたり，暴力的に犯される性交を加えられることだった。Aは結局，「昼間仕事している社会人とは波長が合わない」と遊興費欲しさに夜のアルバイトを始めた。

その仕事は車という狭い密室の中で社長や同僚たちと長時間過ごさなければならないものだった。Aは体内の悪い気の排泄が困難になってひどい混乱を起した。Aは混乱の極致の面接では，体内の悪い気を全身から発散させるだけで，まったく口の効けない錯乱状態を呈した。Aは同僚たちが懇切丁寧に教えてくれたにもかかわらず，まったく仕事を覚えられずに，同僚達に殺意を伴った憎悪を抱くまでになった。Aは良い対象に殺意を抱く自分自身に深く絶望した。それと同時に怪しげな新興宗教が日本を完全に征服してしまいそうになる夢，Aの中の誇大妄想が強固になって現実感を完全に失くしかけることを現した夢を報告した。Aは結局，自分に仕事を覚えさせようと強く叱責してくる社長に我慢ならなくなって，社長に自分が精神障害者であることを打ち明けてアルバイトを辞めた。

Aは職親での就労に向けて当院のデイケアでの職業訓練を始めた。Aは筆者や病院や地域との関係が緊密になると，A自身や筆者の現実的存在性を汚いものとして排斥して，Aと筆者との現実的な関係性を希薄化させた。Aは，自分を眠れる皇子と誇大妄想し，筆者を霊的存在と幻覚しながら，筆者と間でスピリチャルな性交を持つことで誇大的なパワーを獲得しようとした。そしてAはA自身が現実に向けた憎悪の産物たる悪い微細な気が，Aと筆者との幻覚化された理想的関係の中へと混入しないように努めた。

Aは直ちに職親の仕事に就いてすぐに金を稼げる訳ではないと知ると，Aの

即時的な願望充足の邪魔をする現実存在としての筆者や病院や地域に対する憎悪を強固にした。その憎悪の高まりは幻覚化された理想的な筆者や病院や地域に対するAの猜疑心や被害妄想へと発展した。Aは「女性の看護師の性的魅力でAを洗脳して病院へ誘き寄せて、職業訓練と称してAに仕事をさせてAから治療費と偽って金を巻き上げたり、Aに統合失調症の薬を投与してAを本物の精神病者に仕立て上げようとしている」と訴えた。

その反面、Aは筆者や病院や地域が脱理想化されることを極度に恐れた。Aにとって良い対象の脱理想化とは、人も食べ物も水も空気も含めた環境全体が汚染されて、外から一切のものが取り入れ不能になっていく事態だった。それはまたAの殺人的な暴力性——Aに羨望や嫉妬や欲求不満を惹起させる生の欲求も良い外的対象もすべて壊滅させようとするもの——の化身たる殺人的な超自我（理性の塊や道徳の権化）によって食欲や性欲といった基本的な生の欲求が剥奪されていく事態でもあった。それはまたAの体内から良い気がすべて剥奪されていく事態でもあった。そうなるとAの体内の至る所で悪い微細な気が鉄や鉛や瘤といった奇怪な凝塊物を形成し始めて、最終的にはAのすべての臓器が麻痺する事態を招く恐れがあった。

ビオンは精神病人格を非精神病人格に戻すためには、暴力的な排泄と化した投影性同一視の過程を逆向きに巡って旧に復せる過程を踏むことが必要だと説いた。Aの暴力的な排泄と化した投影性同一視は、Aの悪い気を受け止めてそれを良いものに変換してくれる容器たる外的な良い対象を破壊するものであった。それは良い外的対象がAの中で羨望、嫉妬、欲求不満、殺人的な暴力性の悪循環を増幅させて良い外的対象を壊滅させて大量の悪い激しい気を発生させるからであった。しかしAは、良い外的対象との繋がりを完全に失ってしまわないように、体内の悪い気を汲み上げて良い外的対象を害さない密やかなやり方で体外に排泄しようとも努めていた。そこには良い外的対象と良い関係を築いて外から良いものを取り入れたいというAの中の非精神病人格の希求があった。

Aの暴力的な排泄と化した投影性同一視が旧に復する過程へと逆転する可能性が生じるには、筆者がAの悪い気を穏やかに受容するという態度が不可欠だった。そうした受容的な態度がなければ、言語的な解釈はAの精神病人格を刺激するだけのものだった。こうした受容的な態度を保った中で、Aの投影性同

一化の悪性の面ばかりではなく，その下にある良性の面——Aの非精神病人格の生や良い外的対象への希求——をも汲み上げた言語的解釈を心がけることが，Aの中の羨望，嫉妬，欲求不満，殺人的暴力性という悪循環を緩和させて，Aの暴力的な排泄と化した器官を取り入れ器官へと逆転させられるかもしれなかった。味覚器，嗅覚器，聴覚器，視覚器，生殖器といった各種の器官が取り入れ器官へと逆転して，そうしたものが協働して取り入れたものを吟味することで，より現実的な実感を伴った取り入れが可能になると考えられた。

文　献

Bion, W.R. (1967) Second Thoughts — Selected Papers on Psycho-Analysis. Heinemann, London. （松木邦裕監訳，中川慎一郎訳：再考：精神病の精神分析論．金剛出版，2007.）

Bion, W.R. (1977) Seven Servants. Jason Aronson, New York. （福本修訳：精神分析の方法 1. 法政大学出版局，1999., 福本修，平井正三訳：精神分析の方法 2. 法政大学出版局，2002.）

Bion, W.R. (1992) Cogitations. Karnac Books, London.

Deutsch, H. (1942) Some forms of emotional disturbance and their relationship to schizophrenia. Psychoanal. Quart., 11.

Meltzer, D. (1992) The Claustrum. The Clunie Press, London.

第 3 部
コンテイニング

第8章 コンテイニングと逆転移
精神病とのパーソナルな経験から初心者に向けて

川野由子

I　はじめに：ある非定型精神病の老女との出会いから――心理療法の限界を知る出会い

　かつて，こころの問題を解き明かしたい人やこころの病をもった人との出会いでは，クライエントから発せられた想いや考えを無条件で受け入れ，共感的理解でもってそのクライエントのこころを受容し，そして支持しようとする関わりが基本でした。そしてそれが心理療法の主流にありました。

　もちろんその関わりに問題があるのかといえば，一概に否定することはできません。健康な自己をもち，内省する機能がしっかりと発達し，ほどよく自分を抱えられる基盤をもつ人なら，その支持的な方法で，充分自己の有能感を取り戻し，本人のこころの力を発動させて回復していくことができます。そのような場合には，その回復を治療者はただ静かに見守っているだけでよいのです。

　ただ，その対応が万能であるかのように錯覚した時期がかつて私にもありました。クライエントのことばによる表現を尊重し，支持的にかかわるそのアプローチで，当時勤めていたクリニックに来談した非定型精神病と診断された60代の女性を抱えようとしたのです。

　　＊　　　＊

　その女性Aさんは，大切なものをいくつも失って歳を重ねていました。裕福

な家庭に生まれた彼女は何不自由なく育てられましたが，両親はパーティにいつも出かけ，彼女はメイドと大きな家の中で留守番でした。
　見合い結婚で嫁ぎ先に入った彼女は，家風にあわないと姑から厳しく叱られる毎日を過ごしました。また夫とは，豊かな夫婦の交流はなく，2人の子どもを授かったときだけが，後にも先にも唯一の夫婦としての交渉があったと彼女は自らの人生を乾いた声で語りました。確かなぬくもりも実感もない空虚な関係性だけがことばの端々から感じられました。彼女は，それでも自分の身体から誕生した2人の子どもをこよなく愛することでバランスを保っていましたが，その娘たちが次々に亡くなりました。一人は病気で。もう一人は突然の事故で。
　娘たちを喪い，支えが崩壊したかのように彼女のこころは乱れました。その危なげで空虚なこころを埋め合わせるかのように，幻視が始まり，幻聴が聞こえるようになりました。安定すると貴婦人のような雰囲気を醸し出す彼女は，残された夫との生活を基盤に，会話のない虚なものではありましたが，不安定ながらも近所と距離を置いて生活を送っていました。彼女のこころは神様が支え，神様の花嫁として自分を支えていました。
　私と出会った60代後半には，夫も病気で喪っていました。Aさんは大きな家に一人きりで生活していましたが，近所の住人から夜間の騒音がひどいと通報されました。こうして彼女は，保健所の相談員に伴われて私の働くクリニックに来院しました。
　医師の診察を終え，薬物で彼女を脅かす幻覚を和らげる支えを基本におきながら，私は心理士として，Aさんの孤独で寂しいこころをサポートすることになりました。この時私は，彼女の寂しさを感じながらも，それが彼女の生育史の奥底から連綿と続く深いものとは気づかないまま，彼女の日常生活にある現実の孤独や淋しさを和らげる一時しのぎの関わりをしていました。彼女のしたいことを尊重して，彼女が私と共にいるわずかな時間だけでも楽しく過ごせるようにと願って，週1回50分の"楽しい時間を過ごす"関わりを続けていました。まさに"不安に蓋をする"関わりを続けていたのです。それは，彼女の不安定なこころに下手に介入して余計な混乱をおこさないように心がけたためでもありましたが，同時に触れると壊れそうな彼女の不安定なこころに対する怖さを私が抱いていたからです。

Aさんは毎回来院を楽しみにし，次々と話したい話題をもってくるようになりました。面接はいつも楽しげで，彼女はいつも「あなたのおかげで楽しくなった」「毎日が楽しい」と語り，私を「本当に私のマリア様のようだ」と持ち上げるようにもなってきました。

　私は，そのことばになんとも言えない奇妙なくすぐったさと身の丈にあわない居心地の悪さを感じましたが，彼女が喜ぶのであれば良いことをしているのだと捉え，さらにその関わりを疑いもなく続けていました。やがて彼女の生気のない能面のような顔つきは，いつしかいきいきとした明るい華やかなものに変わっていき，現実の生活も一人ぼっちにならないようにと，彼女は昔習った三味線やお茶を近所の人たちと楽しむようになりました。そんな彼女の報告から，彼女と私の面接空間のみならず彼女をとりまく生活空間でも空虚さを埋め合わせる交流がなされていると知り，私は"彼女がよくなっている"と安堵し，この変化をよろこんでいました。

　ところが，その関係にほころびが出始めました。彼女の楽しい表情は，次第に過剰に楽しそうになり，彼女の持ち込む話題は年齢不相応な退行を示すようになっていきました。私はそこに，奇妙なちぐはぐ感となんともいえない空回りをしているような楽しさを彼女にみるようになりました。けれども，そのことを彼女の究極の寂しさや孤独感とつなぎ合わせることはなく，ただ奇妙さを抱えながら彼女の持ち込むものに迎合して，彼女の感情を"共感的理解"でもって辿るだけでした。それは，残り少ない余生の彼女との時間を，苦しいことに直面する面接，いわゆる"不安をみつめる面接"ではなく，限られた時間をせめて楽しく過ごすことができればと願う私の想いからなされたものでしたが，それをその状態に及んでもなお切り替えることができずにいました。

　面接空間は，だんだんと後味の悪いものが色濃く残るようになり，彼女との妙にはしゃいだ楽しい時間が終わったあとの余韻は，たまらなく空虚でむなしいものになっていきました。

　彼女は，楽しいひと時とその後に襲ってくる耐え難い空虚感を次第にくっきりと浮かび上がらせて，無言のメッセージを残して帰っていくのですが，若かった私には，私との楽しい時間の奥底に彼女の深い寂しさが大きくうごめいていることに考えが及びませんでした。私との楽しいひと時とは対照的に，Aさんは家ではさまざまなものに迫害されるようになりました。しかし"楽しい空

間"では，彼女を襲う強烈な迫害不安については全く語られないままでした。
　もしこの時，私がＡさんを脅かしてくる不安や寂しさを理解しながら，彼女との時間を過ごしていたのなら，何かがもう少し変わったのかもしれないと悔やむ想いは今もあります。彼女の意識された行動やことばで現されたものに関心を向けるだけでなく，彼女を脅かす究極の怖さや迫害不安がほのめかされている彼女の無意識の表現にも目を向け，意識されない訴えを私が理解し包むように見つめることができていたなら，そしてそれを彼女自身が恐れることなく彼女なりの抱え方で受け止めることができるような対応ができたのならば，彼女のこころは崩れることなくほどほどに保たれた状態で残された余生を送れたかもしれません。
　それは，一人のクライエントのこころをほどよく抱えることができなかった私にとって，たまらなく苦しく辛い出会いでした。それはまた，Ａさんが躁的に防衛するそのやり方を私はただそのまま辿るだけで万能感に染まっていた私が，やがて自らの無力感と罪悪感という苦痛に向き合うという形でＡさんの苦痛を認識せざるを得なかった出会いでもあったように思います。この出会いと体験は，クライエントのこころをコンテイニングする治療者の姿勢の必要性と重要性を私に痛感させたものとなりました。

Ⅱ　パーソナルな経験

　私たちは日々の臨床の中で，さまざまなこころを抱えた患者に出会います。精神病というこころの病を抱えた人であれ，他のこころの苦痛を抱えた人であれ，私たちが向き合うその出会いと彼らの抱えるこころの不安や苦しさに触れていく営みをとおして，クライエントと治療者との間に何らかの目に見えない関係性がうごめき始めていきます。その目に見えない動き，つまり力動を，精神分析的な視点では，「転移」や「逆転移」ということばであらわしますが，ここでは，その向き合う治療者の中に浮かび上がりうごめき，時に大きなうねりをもって現れてきた感覚や感情をたどりながら，精神病のこころを描き出してみようと思います。そして，その現れてきたものをどのように理解し，そしてどのようにアプローチしていったのかをいくつかの出会いからまとめてみようと思います。

1. 精神病様退行——ヒステリー性対象希求のコンテイニング

　女子高校生のBさんは,「教室に怖くて入れない」との漠然とした不安と恐怖を訴えて, 前任の主治医の紹介を受けて, 一人で来院しました。初めて私のところに来たBさんは, ニターッと笑ってくねくねと身体をねじらせながら舌足らずに話します。その様子には, 何ともいえない奇妙さが醸しだされ, 幼稚園の子どもと会っているような錯覚を私は抱きました。

　Bさんが語る幼少時は"いじめられた"話ばかりで, 叩かれたり, 嫌がらせをされたりのエピソードがほとんどでした。その内容を具体的に尋ねると, 子ども同士の鬼ごっこのタッチまでもが"叩かれ""いじめられた"ことになっているようでした。その一方で, とても現実的に考えている面も垣間見せることがありました。特に母親に対する想いや考えは, 現実的で年齢相応のBさん自身の考えを展開しているようでもありました。

　心理検査からは, 知的能力の要因も絡み, 複雑な刺激を受けて不安を抱える環境においては, 心的距離が保てず, 脅かされる形で情緒的な統制が揺らされて, 自我の統合が壊れるような危機的な状況が呈されること, 反応や物事を捉える能力の幅は狭く, 人間関係は回避的なことが表されていました。特に母親との関係においては, 適度に反応することが困難となり, 自分自身が追い込まれて潰されそうになる迫害的な不安もみられました。そこで, 知的能力の問題と迫害的に揺さぶられる不安の部分とを念頭に置きながら, 私は彼女の自己理解を育むアプローチを行うことにしました。

　すぐに私に慣れたBさんは, 幼い頃の出来事や家族のことなどを語り始めました。私は受容的に耳を傾け, 必要に応じて口をはさみながら, Bさんの話についていきました。あいまいでわかりにくいBさんのこころの世界が, 漠然とした不安の話で膨らみ煙のように広がっていくような時には, 具体的に内容を問い, それらを現実の交流と関連づけてつないで整理しながらBさんに返すようにし聴き続けました。次第にBさんは, 私とBさんの間にまたがる机に上体を乗せるように身をあずけ, さらに片腕を私にむけて伸ばすようになってきました。そして, その指先は私の居場所を探るように, またその様子は私の反応を弄るように動いていました。

　それはまさに治療者である私に, 瀕死の状態にあるBさんが全身でSOSを発し助けを求めているようなしぐさと受け取れるものでした。一方で, はるか

彼方から手を伸ばしてわずかな甘えすらも供給してもらおうとしているしぐさのようにも私には受け取れました。その目の前の強烈なアピールを私は意識しながらも，Ｂさんからの必死な希求と何ともいえない粘りのある重さをそこに感じながら，態度や行為などの直接的な反応は控えて，その様子を二人の間で広げられているＢさんの話の内容とつなげて問いかけてみました。すると，「お母さんには何も話せない。ずっと相談してこなかった」「お母さんはすぐ泣くから」などと，小さいときから怖くて甘えられなかったことなどが語られていきました。

面接が進むにつれ，「学校にいるとしんどい。怖くなる」と，学校の対人面での不安や恐怖が訴えの中心になっていきました。その不安を確認すると，どうやらいじめられる具体的な行為があるからではなく「いじめられると思う」のだと，Ｂさん自身の中に起こる理由のない漠然とした，しかし確かな怖さを感じているこころの内を語っていくのでした。たどたどしく話し出すＢさんの訴えに，私はことばと理解をつないで，その不安や恐怖をＢさん自身が抱えられるよう試みていきました。

学校では，甘えられる男性教師のひざの上に幼児のように座ることが多く，それはまさにＢさんの幼児的な体型からも周りには違和感のないものとして映っていました。

その頃あたりより，Ｂさんは面接室に入るなり机の下にもぐり込みます。それから身体を丸く曲げて床に寝転がり，私の足に身体を寄せてくるしぐさをとるようになってきました。学校で疲れてくると，クリニックの受付前でじかに床に座り込み，傍のいすに上体を預け全身で疲れを表していました。私がその様子を見守りながら自ら席に着くのを待っていると，手をさし伸ばし直接私に引き起こしてもらいたがりますが，私の中には何ともいえない負担感と不快感が次第に湧き上がってくるようになりました。

彼女の粘り気のある甘えは，私にはうんざりとしたものとなっていきました。直接の行動で関わらない私に，Ｂさんは自ら身体や手をしばらくくっつけてくることで満たしているようでもありました。そこでは，Ｂさんのこころが求めるものをつなげてことばで返していっても届かない徒労感とむなしさが，私の中にも，そしてその二人を包む空間にも広がっていました。

それは，まさにＢさんからすると，手を伸ばしても手を握り返してくれない

私に向けられた徒労感とむなしさと怒りの感情であり，また私からすると，ことばでつないで返したものがBさんのこころに届かないための同様の感情でした。すなわちお互い相手に向けたものが届かない，あるいは手に入らない，満たされない"ねじれたもどかしさ"の情緒が，そこにいる二人の間で体験されていたと思われます。

この"ねじれたもどかしさ"を私が味わい理解していくことを通して，Bさんの抱える怖さが私により実感を持って感じられるようになりました。この怖さをようやく私がコンテインでき始めると，次第にBさんの奇妙な退行は見られなくなり，少しずつ社会にBさんなりに参加していくようになっていきました。

それでも，対人関係面では相手の対応いかんで容易に被害的になる状態がその後も続き，Bさんをねぎらうことばを混ぜながら，支えることもしばらく必要でした。

2．精神病性の不安──「世界が壊れる」とおびえるこころとの出会い

私がCさんと最初に出会ったのは，彼女が大学院に進んでしばらく経ってからでした。それは，彼女を暖かく支え続けていた前任のセラピストとの別れから程ない頃でした。初めて訪れるクリニックの新しい雰囲気にたじろぎ，動きを止めて身を硬くして不安で泣き出してしまいそうな表情できょろきょろと目だけ動かしてあたりを窺っていました。

来院の主訴は，「怖い。人が怒っているから怖い」というものでした。私の働くクリニックに来院したときには，すでに何種類かの向精神薬が処方されていましたが，効かないと内服は不定期になっていました。前任の治療者との体験は「私が嫌いで，私を操ろうとした。難しいことばを並べて圧迫してきた」というものとなり，Cさんの体験の中にはよい記憶があたかも残っていないかのようでした。

しばらく薬物効果の確認と，Cさんの症状の経過観察が主治医のもとで行われていましたが，Cさんは「勝手に自分の世界ができていくので，怖い。助けてほしい」と受付スタッフに電話で助けを求め，「話を聞いてほしい」と心理面接を希望しました。彼女の状態がいまだ不安定であることと，ことばを介したこころの整理作業が果たして可能なのか不明でしたので，主治医と相談して

心理検査を行い，Cさんのこころの状態を確認した上で心理面接の採否を考えることにしました。

私との初めてのセッションでは，化粧気のない小柄な体格をさらに小さく固めて腰掛け，待合室の様子と同じく，目だけをきょろきょろと動かして自らのいる空間を警戒しながら窺っているようでした。それは，Cさんの不気味に変容する世界が，私の目の前で繰り広げられているようでもありました。こちらからの問いかけにも，考え込んでかなり時間をかけてから，突如ポツリと「うん」とか「ううん」と返す様子からも，それは窺えるものでした。Cさんの重い返事を待っている間，二人の間を流れる時間がプツンと途切れてしまうかのような，なんとも心もとない感覚が私の中をよぎりました。

そこからは，Cさんに疎通性はないわけではないことはわかりましたが，言語を介して果たして共有できるこころの状態なのかを考えると，彼女の求める心理面接を行うことに積極的に同意しかねました。

Cさんとのはじめてのやりとりは，次のようなものでした。

Th：カウンセリングを希望されて来られたようですが，その経緯をお聞かせいただけますか
C：……さあ……。わからない……。
Th：これまでにカウンセリングを受けられたことは？
C：……ある……。

ことばを投げかけてもなかなか応答がない状態に，私はもどかしさと不安を抱き，これは無理かもしれないと思いながらやりとりを続けていました。ところが前治療者の話題になったあたりより，Cさんの中で何かがつながったかのように，自発的にことばで答えるようになりました。私の中にも触れ合っている感じが出始めました。

C：Y月からY＋3月まで……。担当の＊＊先生が転居で終わったから……。
Th：ある程度，先生とお話はできましたか？
C：一生懸命話したつもりなのに……，何も覚えていない。楽しかった……。
Th：楽しかった気持ちは，Cさんのこころの中でちゃあんと残っておられ

るのですね。
C：……うん……。
Th：ところで，お聞きしてもよろしいですか。今は，どのようなことで苦しんでおられるのでしょう？　あるいはどんなことがつらいですか？
C：……外に出れない……。それと……，こころが壊れたから，治したい……。
Th：こころが壊れたってどんなふうに？
C：……カッシャンと……。

　Cさんは，治療者の問いかけに答えて，硬く固めていたこころを少しずつことばにして表していきました。その二人の間のプロセスを踏まえて，Cさんのこころの中はまったく壊れてしまったわけではないこと，ただ，どう対処していいのかわからない事態が起こると動きを止め，身を固めることで，それ以上の混乱や負担がCさんの中に進入してこないように努めていることが理解できました。
　また，Cさんにとっては"こころが壊れた"というただごとではない事態がおこっていることも知ることができました。しかし，それに共感することはできませんでした。私に，それをどうイメージすればいいのかわからなかったためでもあります。そこでその事態に触れ続けることでCさんの訴えに沿うことにしました。そうして，Cさんの表現を治療者なりに沿う形でついていく心理療法をおこなっていけそうだと判断できました。同時に，パーソナリティの健康な部分から派生する"よい経験"も確認することで，Cさんの戦慄に近い不安がCさんのこころの中を独占してしまわないようにも心がけました。
　Cさんとの面接は，Cさんの反応をゆっくり待ち，Cさんのペースで表現できるよう，Cさんのこころの状態に面接空間で私が沿う形で機能していました。
　あるときCさんは，前治療者との別れのエピソードを話しかけて急に固まり，目だけを不安定に動かしてあたりをきょろきょろ見始めました。そのCさんをしばらく見守ってから，私が〈ここでも，私との間で同じことがおこるのではないかと心配して，あたりを見回しておられたのでしょうか〉と穏やかにことばを向けると，こくりと大きくうなずいて，「世界が壊れそうに思って，頭，まっ白になった……」とポツリと答えました。〈それは，さぞかし怖かったで

しょうね〉とＣさんのこころに触れるようにことばを投げかけると、また大きくこくりとうなずきました。

　そこで、４年に及ぶ前治療者との関係の終焉が、Ｃさんのこころの世界を"カッシャン"と壊してしまうほどの大きな喪失となったであろうこと、そして依存対象の喪失が容易に彼女のこころを壊わしてしまうほどに、大いなるパワーでもって保護され受け止められていると感じる体験をＣさんがしてきたことを私は思い浮かべました。それはまさにＣさんが、母親の胎内から準備不十分なままこの世に送り出されてしまったか弱い未熟児のような無力な状態で、手厚いケアを必要とした瀕死の状態のようであったとも考えられます。

　私は、Ｃさんの世話の希求に万能的に応じないように心がけ、できるだけＣさんとのやりとりで見られたパーソナリティの健康な部分にもことばで働きかけ、時間や枠を明確にしたかかわりも続けていきました。決して手厚いケアをしたわけでもないはずなのに、Ｃさんは次第に、初回に見せたような重苦しく硬い表情や態度を軽減させ、明るく親しみをこめて私に近寄ってくるような関係のとり方に変わっていきました。

　ところが、安定したと思ってきたとたんに、突然「Ｒ国（東欧）に行きたい」と言い出し、英語でのコミュニケーションが困難であろう海外に一人で出かけて行くことがありました。それは、その後も繰り返しみられ、少し安定すると、一人で英語圏ではない海外に出かけては、対人面で傷ついて帰国して、不安定になるという事態の繰り返しでもありました。

　彼女の早すぎる分離行動には、現実離れした万能感が動いていたように考えられますが、私には突然の飛び出しと感じられ、抱え続けることの困難さと難しさを思い知らされました。十分に身を委ねきれない早すぎる脱出は、ほんの少しの母乳だけで満たされたように感じる、私の世話の希薄さを甘受せざるを得ないＣさんの想いを表してもいたように思いますが、同時によりよい母親を捜し求めている行動でもあったのではないかと思われます。

　何回目かのある国からの帰国後、人が怖いと訴えるＣさんと、ことばの通じない外国で友人を作れるＣさんを取り上げて、〈あなたが"怖い"のは、人そのものなのか、人の醸し出す雰囲気なのか〉と尋ねたところ、「精神力が弱っているときは、人の醸し出す雰囲気がピリピリしていたりすると、とてもしんどく感じて、それが全て自分に向けられているように思えてしまって、それで

自分も叱られているように感じて，怖くなる」のだと自らのこころの動きを説明しました。さらに，「ゆったりしていると普通にできるのに……。でも基本的には対人関係は苦手。気を遣うことが多くなるから，疲れてしまう」と語りました。

それからしばらく経ったあるセッションで，Ｃさんは「家にいると苦しくなる。だれも話さない。私がこんな状態で苦しんでいるなんて，だれも知らないと思う」「だから外に出ている。大学に行っているほうがみんな親切にしてくれるから」という話が漏れ出てきました。

治療者は，これまで抱え続けていたＣさんの外国への脱出と面接場面での"むなしさ"や"関係を続けることの難しさ"を感じた気持ちとをつなぎ合わせながら，Ｃさんの打ち明けたこころを思い描いて〈それで，ここでもＣさんはうまく関係を続けにくくなって苦しくなると，もっと広い外国に出かけたくなるのでしょうか？〉と問いかけてみました。ところが，Ｃさんはそれをあっさり否定して「ここでは私の気持ちをわかってもらえているから，元気になって外の社会に出てみようって思える」のだと続けました。

それは，よい母親からもらったわずかな母乳で全能的に元気になり，健康なパーソナリティを活動させて行動をおこすこと，そこで生じた苦痛をその母親との間で排泄し，世話されることを求めるというひとつの対象との二方向の関係性がうまく機能していない状態を表しているようでした。それは，その一端を私との間で──とりわけ満足を──ことばで表しながら，他方──とりわけ苦痛の排泄を──別の対象に行動で表現するという，Ｃさんにとっては異なるそれぞれの対象への想いとしてスプリットされているようでした。

どうやら，今のＣさんにとって私が"よい対象"だけではなく，家族と同様に"苦しみを与える対象"でもあると理解しようとすると，「混乱が起こり」「怖さで内側から世界が壊れそうになる」感覚に陥るのでした。そこで，Ｃさんにはそれぞれの対象に向けられた"よい想い"（感謝・ケア）と"悪い想い"（苦しい・悲しい・困らせられる）を急いでつなげて返すことは控え，治療者の中で，Ｃさんがうまく統合させられないひとつの対象に向けられた両価的な感情として受け止め，コンテインしていながら，機会を慎重にとらえて，Ｃさんの変化と話の内容にあわせてことばで繋げて返していきました。

次第にＣさんは，家族の不和や葛藤を語るようになり，「お父さんは怖い」

「お母さんはわかってくれない」とネガティブな訴えを繰り返すようになりました。同時に行動で表していた不安や怖さは「しんどい」「身体だるい」という心気的な訴えで表されるようになり、それをことばで説明して共有できうる表現でもって私の中の共感を引き起こす訴えとなってきました。

あるとき「お母さんはわかってくれていないと思っていたけれど、夜中に急に世界が壊れそうな不安になって一人でどうしようと焦っていたら、お母さんのいつもと変わらない寝息が聞こえてきた。私はすごい怖いことがおこっていると思っていたけど、私以外の人は平気だから多分大丈夫なんだと思えるようになって収まった」というエピソードが語られました。そして「先生も同じや。私がこんなに怖いと言っても、目の前の先生が平気にしているから、すーっと不安が治まっていく」と、私だけでなく母にも不安のコンテイニング機能を体感することができるようになっていました。

ところが突然お母さんが亡くなったのでした。Cさんの動揺は大きく、Cさんを取り巻く世界は大きく壊れました。Cさんは再び怖くて外出することもできなくなり、家に引きこもるようになりました。しばらく引きこもった後で、こわごわと来院したCさんは、面接室に入るなり「先生にぎゅうーっと強く抱きしめてもらいたい……。でないと壊れてしまう……」と、溢れる涙を止めることなく私に切実に求めてきました。私は、目の前の今にも崩れ落ちそうなCさんを見て、大切だと思えるようになったお母さんを突然喪ったことが、Cさんにはとてもつらかったであろうことを思うと、すぐにでもその悲しみを受け止めて、しっかり抱きしめてあげたい強い衝動に駆られました。そうすることが一番Cさんを安心させ安定させる直接的なホールディングだとも思いました。Cさんを前にして、私のこころは大きく揺れました。

しかし、それはやめました。治療者である私は目の前で泣き崩れるCさんの激しく溢れ出す情緒を受け止め、Cさんの溢れ出る悲しみと苦しさとやりきれなさと不全感がいかに大きくて苦しくて、一人で抱えるには重すぎて壊れそうになることにも言及していくというやり方で、Cさんの想いを全身全霊を注いでコンテイニングすることに徹しました。どれくらいの時間が流れたでしょうか。しばらくして、Cさんは泣きはらした顔を上げ、「いっぱい泣けたから、ちょっと大丈夫になった。何とかやれそうな気がしてきた」と、"自分が壊れる不安"を乗り切りました。その一言と、Cさんの幾分か晴れやかになった表

情を見て，安堵とも疲労ともつかない感覚が私におしよせてきました。
　精神病性の不安を抱えた原始的なこころに，言語を介した心理治療は難しいと言われていますが，慎重にパーソナリティの機能を見立て，薬物の効果を得た上でのアプローチは，クライエントの心的機能の進展をもたらすものと思われます。そのとき，クライエントのペースを無視した一方的な決まりごとを押し付けるだけでは，クライエントには侵襲と感じられ，不必要に迫害不安を刺激し，崩壊の不安も触発しかねません。
　穏やかで十分コンテイニングされる空間が，病棟以外の空間であっても，治療者とクライエントの間に存在することが望まれます。それは乳幼児期の母の懐に抱かれて，バラバラになりそうな感覚を母の腕で包み込んでもらってまとまっていくあの感覚と環境に等しいものではないかと考えられます。ここでは，破滅不安に陥るクライエントのこころを支えるアプローチの一端を著しました。

3．慢性期精神病での自分だけの世界を維持する試みとコンテイニング

　男性Dさんとの面接には，ある一定の規則性が動いていました。胸がつまると訴えて他患から紹介されてきたDさんは，発症してすでに十数年を経ており，統合失調症の慢性期にはいった状態でした。発症当時Dさんは，「自分でも変と思うくらい気持ちが大きくなって，何でもできる」と万能感に支配され，奇妙な行動をおこすようになって精神科に入院しました。その頃に比べると「安定してきた」とDさんは自らの状態を評価しますが，いつ何時再発するかわからない不安定さが感じられました。
　Dさんの語る内容や表現は，ある程度のまとまりがあり，言いたいことをそれなりにことばで順序だてて表現できていました。そこには，急性期に見られるような混乱は認められませんでしたが，ロールシャッハ検査では，多彩な刺激が入り込んでくるとまとまることができず，混乱し，反応内容も悪くなって，動揺が大きくなることが窺われました。支配される関係，抑圧される関係では，内的な動揺の立て直しができず，混乱し病的な反応を引きおこしやすいことも窺えました。また対人関係の緊張と目への過度な意識が認められました。
　Dさんとの面接は対面法で行われました。不思議というか奇妙というか，毎回丁寧にお辞儀をして入室し，きちんと背筋を伸ばして椅子に腰掛け，そして

挨拶してから，あたかも決まったことのようにいつも目を閉じて，それを合図にでもするかのように心理面接が始まりました。そして面接が終わるまでその目は閉じられたままでした。

　Dさんの視界から外れた私は，ある種の自由を感じ，自分のペースでDさんに向き合えました。それはDさんを遠慮なく観察できる"自由度"の高い私が，Dさんを支配しているような奇妙な余裕に近いものでした。目を閉じたまま語るDさんもまた外界からの余計な刺激を排除し，逆説的なのですが，Dさんにとって都合のよい自由な世界の中で私の声をDさん自身がコントロールし受け入れているようでした。つまりDさんにとっても，有利に機能しているようでした。

　Dさんと私はそこに，互いに表裏になる種類のちがう自由を得，そして心理療法は展開していきました。面接が進むに連れ，Dさんのことばは，結婚願望を訴えながら，定職をもっていない状況に劣等感をいだく話題へと移りかわり，そして次第に，家族にむけられたさまざまな想いへと展開していきました。

　Dさんは，受容される空間の中で，自分流の保ち方でもって撹乱されずにほどよく安定するこころを保っていました。そのこころが維持されることで，Dさんのペースが守られることとなり，ある種の余裕を得て外界に向けて行動しやすくなっていたと考えられます。その空間は，外界に存在する治療者との直接の交流で作られたものというよりも，具体的に目を閉じることで作られた，外界から視覚刺激を一切遮断したことで生まれた，Dさんの前に広がりDさんを包み込むこころの具体的なスペースのようなものといえます。それは女性治療者との関係で言えば，母性的な子宮内の空間でもあり，結婚してつながりたいと望む女性の子宮を具体的に象徴しているともいえそうです。

4．こころの排泄につきあうための逆転移

　Eさんは，主婦で育児もしっかりこなしていました。日常生活では，パートにつき，そこそこに対処できていました。私が初めてEさんと出会ってから，すでに10年に近い歳月が経ちました。

　Eさんとの数年目のころのセッションでのことです。あたかも私が全てを把握しているかのように，Eさんはご近所とのトラブルをこと細かに説明し，その腹立たしさとEさんなりの言い分を勢いよく訴え続けました。丁度近所づき

あいをめぐって，Ｅさんのこころに関係妄想様の不安と怒りがうごめいていた頃でした。

　Ｅさんは，いかにひどい仕打ちをされたかを一方的に話すのですが，私は傾聴している間にたまらない眠気に幾度となく襲われました。また眠気に襲われないときには，Ｅさんの話を一生懸命傾聴しようとしているにもかかわらず，私の頭の中でＥさんに向けて一生懸命テニスのサーブを打ち込んでいる私自身のイメージが浮かび上がってきていました。それはそのころ，私が熱心にかつ楽しく打ち込んでいたスポーツでもありました。ともかく，意識すると私の中に不合理な反応が生じていました。

　Ｅさんが自分で処理できない不満や怒りを排泄物として治療者に投げ込んでいるのに対して，私の怒りという攻撃性をテニスのサーブに置き換えてＥさんに打ち込むとの無意識の交流がここにありました。ある意味，Ｅさんの限りなく続く不満や怒りの排泄を受けて壊れそうな私の健康なパーソナリティ部分の機能を，Ｅさんの話から外れたところで，精神病部分も協働して，私自身が楽しく打ち込むものに具体的に置き換えてまもり，私自身のこころのバランスを保とうとする反応だったとも考えられます。つまりＥさんのこころの排泄に圧倒される怒りを，私がＥさんに対して能動的で優位な態勢で動くイメージをもつことで追い払っていました。そこでは，彼女が私に向ける精神病性の不合理な思考が私を攪乱していましたが，無意識に私の中でささか合理的に対処されていたのでした。これらは私の中ではっきり意識化される必要がありました。

　Ｅさんの強い思い込みによる被害的な関係妄想は，Ｅさん自身の幼少期のつらい体験を打ち明けている時期に活発に動いていました。あたかも話した内容がご近所に漏れて，冷たい目でみられているからひどい仕打ちをしてくるといわんばかりの"近所の目"からの迫害に彩られていました。私は前述したサーブを打ち込む空想に含まれた不合理さの仕分け作業を踏まえて，Ｅさんの中でつなぎ合わされた不合理な関係性を，現実的で客観的な事実と照らし合わせて，現実でおこっているものと，Ｅさんのこころの痛みから生じているものとに仕分けていく作業をしながら，Ｅさんのこころの痛みに触れていくようになりました。次第にＥさんの不安と怒りに満ちたこころは穏やかにおさまり，それに変わるように，Ｅさんの行動はさまざまな活動にむけられていきました。

III まとめ

　筆者が勤めていた外来クリニックに通う状態のクライエントとの関係に基づいて，こころの病の様相とそれに対するセラピストの逆転移とコンテイニングを描き出しました。

　したがって，同じ精神病状態でも，よりパーソナリティの精神病部分が活性化している不安定で破滅-解体不安に直結する状態で，しかもその表象機能が具象的なレベルである場合には，より安全に抱えられケアされる精神科病棟での治療が優先されるべきです。そうした関わりを経て，パーソナリティの精神病部分がある程度生活できるだけの回復を得たクライエントのこころには，それ相応の配慮が求められます。

　それでは，外来治療での精神病への心理療法的アプローチを安全に安定して展開させるときに必要なことをここにまとめます。

1）出会いを支えるもの：環境の調整と医師の見立て。
2）心理状態の見立て：見立ての面接や心理検査からの判断。症状水準と内的世界の評価。
3）安定した空間とそのコンテイニング機能の提供。
4）不安の表現とそれを扱うことへの健康なパーソナリティ部分の機能の検討。
5）パーソナリティの精神病に触れること。
6）特殊な転移・逆転移の理解。
7）セラピストの逆転移へのモニター機能：柔軟なコンテイナーであること。
8）クライエントの精神病的部分への関心のみならず，健康な部分への働きかけをとおして，クライエントを脅かす不安を緩和するアプローチ。

文　献

浅田護（2007）精神病パーソナリティの10年の分析的精神療法と中断後の自殺について．精神分析研究, 51-2, 164-173.
Bion, W. R. (1967) Second Thoughts — Selected Papers on Psycho-Analysis. Heinemann, London.（松木邦裕監訳，中川慎一郎訳：再考：精神病の精神分析論．金剛出版, 2007.）

Bion, W. (1975) Bragilia. In: Clinical Seminars and Other Works. Fleetwood Press.（松木邦裕・祖父江典人訳：1975 ブラジリア．In: ビオンの臨床セミナー．金剛出版, 2000.）

Casement, P. (2002) Learning from Our Mistake : Beyond dogma in psychoanalysis and psychotherapy.（松木邦裕監訳：あやまちから学ぶ―精神分析と心理療法での教義を超えて．岩崎学術出版社, 2004.）

松木邦裕（2000）精神病というこころ．新曜社．

松木邦裕・鈴木智美編（2006）摂食障害の精神分析的アプローチ―病理の理解と心理療法の実際．金剛出版．

松木邦裕・賀来博光編（2007）抑うつの精神分析的アプローチ―病理の理解と心理療法による援助の実際．金剛出版．

小川恵（2002）精神病院での精神療法と配慮．こころの科学, 101 ; 60-68.

氏原寛・成田善弘編（1997）転移・逆転移―臨床の現場から．人文書院．

第9章 統合失調症の看護
考える看護とその実際

荘野悦子

I はじめに

　看護師はどの職場においても，時間に追われながら毎日業務をおこなっています。特に患者とかかわる臨床現場では多忙さに関係なく，即座の判断が求められます。そこで看護師はその判断の根拠となる"看護の考え方"をあらかじめ持っていて，それを基本に判断しなければなりません。ここで"看護の考え方"を持つ看護すなわち"考える看護"の視点から統合失調症の看護を掘り下げ述べてみたいと思います。

II 考える看護

1．考えるということ
　"看護の考え方"すなわち"考える看護"を基本に判断を下すことのできる看護師は一体どれだけいるのでしょうか。またそのことについて認識している看護師はどれだけいるのでしょうか。
　大半の看護師は自分の考えで判断可能な範囲の内容について，すぐに上司（師長，主任）や先輩看護師，医師の判断に委ね，自らの考えは隅において行動しているように思います。また師長や主任たちでさえ，自分の考えで可能な範囲の判断を，医師の判断や指示待ちに頼っているように思えてなりません。

このような構造になっているとしたら大変残念なことです。さらに拍車を掛けて残念なのは，ほとんどの看護師が，そのことに疑問を抱かず業務に携わっていること，そして看護師は貴重な情報や判断の材料を多く入手にしているのにも拘わらず，その貴重な情報を看護師自らの判断や看護行為に生かすことが少ないように思えることです。

明らかに看護師の判断で決定することが否定されている法的規制もあります。すなわち看護師が医師と同じ判断であっても，医師の指示に従い看護行為をおこなわなければならないことがあるということです。例えば，薬物の処方や隔離室入室，拘束の決定などがそれらにあたります。しかし医師が（患者に関する）何らかを決定する際，看護師の情報提供が判断材料の重要な一部分を担っているのが実際です。けれども看護師はそれらについてどの程度認識して，情報提供をおこなっているのでしょうかそれを考えてみました。

それにしても，なぜ自分の考えで判断し行動に移す看護師が少ないのでしょうか。

看護師一人ひとりがその都度判断することに躊躇しているのは，経験不足の看護師を除いて，判断した看護師の責任が問われる不安からだと考えます。例えば，判断して看護行為をおこなった結果，問題が生じた場合，上司や先輩看護師，同僚，時には医師から「何かあったら誰が責任取るの」「誰がそんなことを決めたの」「誰の指示でおこなったの」「勝手なことをして」などと言われ傷ついた体験がその理由の一つにあるかもしれません。

このような体験をすると看護師によっては，判断した後の結果が悪ければ何を言われるだろうか，責任を取らされるのではないかとの心配や不安から，回避策として他者の判断に頼ってしまうのかもしれません。要は，周囲（病院の体制）から「結果よければ全てよし」方式で求められることの表れともいえます。

厄介なのは，このことが専門職としての成長を中断させてしまう恐れがあるとのことです。

看護専門職としての成長には，一人ひとりの看護師が自ら考えて，判断し，その判断を看護行為へつなぎ実践する，さらには根拠に基づいた考えで判断し，先の見通しがもてる"考える看護"を学ぶことが必要なのです。この学びが結実すると，「責任」の捉え方も変わってくるのです。「責任」を取ることを恐れ

ず，判断することへも挑戦ができ，看護行為に自信がもてるようになるのです。

他者に判断を委ね責任を回避する結果に，得るものはありません。ただ毎日の業務を終えるだけです。

2．専門的な視点と責任そして，結果に見通しをもつということ

病棟の治療体制は，受け持ち看護制（主治医制）を中心にそれぞれの専門性を生かしたチーム医療に重点をおく病院が多いようです。その中の看護について簡単に述べると，受け持ち看護師が受け持ち患者の入院から退院までを，看護の視点で主体的にかかわっていきます。そこにはこの先の治療（看護）を個別的に見据えることのできる医療チームが必要になります。すなわち看護師は受け持ち看護師としての責任をもって治療へ参画することです。そのことが治療効果を上げることへ繋がるのです。

受け持ち看護師が責任を持って主体的に患者や家族にかかわり，治療（看護）に取り組むとなると当然，看護師一人ひとりの力量を問われることになります。そこで看護師は研鑽を積み上げなければなりません。

その努力の身近な方法の一つに，看護師が体験した事例を看護チームと振り返り，学ぶことが挙げられます。この振り返りを積み重ねることで，考える姿勢という基本を身につけた看護師に一歩近づくことになるでしょう。さらに，看護チーム全体が主体的に治療（看護）へ取り組む姿勢が変わることにもなるのです。

次に，看護師に求められる責任について考えてみます。「責任」とは，『広辞苑』で人が引き受けてなすべき任務とあります。看護を行う上での責任とは一体どのように考えればよいのか，事例を交えながら考えていきましょう。

事例１：病室への危険物持ち込みを許可する判断

若い頃に体験して学んだことです。閉鎖病棟副師長から開放病棟（一人部屋と二人部屋の差額病棟）に責任者（師長）として初めて配属されて間もない頃の出来事でした。

精神科入院が初めての統合失調症の若い女性患者に母親が付き添っていました。母親は果物好きな患者のために果物ナイフを持ち込んでいました。そこで精神科勤務の長い受け持ち看護師が「師長，○○さんのお母さんが果物ナイフ

を持ってこられています。本来は持ち込み禁止ですが，お母さんはきちんとされた方です。管理の説明をしてお持ちいただいていいでしょうか。毎回ナースステーションへ借りに来られるのも気を使われるでしょうし気の毒ですから」と，師長の了解を得ようと相談してきました。私（師長）は「危険物の持ち込みは禁止になっているのではないですか。もしも何かあったら大変なことですよ」と返答しました。受け持ち看護師は付け加えて，「あの患者さんとお母さんは大丈夫だと思いますよ。持ち込まれている果物ナイフでは何もできないと思いますがね」とやや語気を強めた返答でした。さらに「開放病棟だから危険物はこっそり持ち込めますよ」と付け加えて言うのでした。

　それに対して私（師長）は，「そこまで云うのならあなたの責任の下でやって下さい」と苛立ちの感情を込めた言い方で，可否の判断を受け持ち看護師に投げ入れたのでした。その時，受け持ち看護師は私の態度を見て「お母さんに持ち込めないことを言ってきます」と言い残しその場を離れていきました。

　しばらく時間を置いて私の方から受け持ち看護師に母親の反応を聞きました。すると母親は「看護師さんに迷惑がかかったら申し訳ないので，借りに行きますからいいですよ。すみませんね」と受け持ち看護師に言われたということでした。私は何かしら気持ちのわだかまりが取れず，受け持ち看護師と数日後そのことについて振り返ることにしました。

　ここで私（師長）と受け持ち看護師の気づいた点を以下に分けてみました。

1）私（師長）の気付き
　①私（師長）は精神科に初めて入院した患者や母親の気持ちおよび病状を理解せず一般的な危険物取り扱いの管理だけを当てはめてしまった。
　②ナイフと聞いただけで危険と決め付け，どのようなナイフか現物を確認しなかった（ナイフは先端が丸く切れ味のよいものではなかった）。
　③受け持ち看護師の判断した理由を聞くより先に，管理が先行し師長の判断を押し付けていた。
　④最終的には責任者の判断に従わない受け持ち看護師へ感情的になり，受け持ち看護師を突き放してしまった。
　⑤閉鎖病棟の経験だけの私が，開放病棟の師長として配属されたばかりで，気負いがあった。

2）受け持ち看護師の気付き
　①受け持ち看護師は最初に師長へ相談した時から師長の判断に不安と不満があ

った。「師長は患者や家族と話したことがあるのだろうか。開放病棟の経験がないから閉鎖病棟の考えでことを運ぼうとしているのではないか」と思い，そこで師長に相談というより報告だけで受け持ち看護師の判断を推し進めようと思った。
②師長の考え（判断）を聞き，融通が利かず個別性も判っていない師長と思った。
③結論として「勝手にやればいいでしょう」との師長の苛立ちの感情が伝わり，突き放された気持ちになった。上司がそこまで言うのなら，今後がやりにくいので指示に従おうと思った。

このように2人の間で，ズレが起こっていたのです。このズレを整理しますと，師長は開放病棟勤務が初めての上，師長になり立てでした。そこで危険物の取り扱いに直面して責任者としての判断を問われていると感じたのです。その時に，今まで経験した閉鎖病棟の管理を当てはめてしまいました。初めて精神科入院の患者と母親の不安な気持ちを考慮する以前に，自分（師長）の不安が先行した判断になったのです。患者中心が個別看護の焦点のはずが，治療者の管理に焦点を当てた判断になっていたのです。

この症例では受け持ち看護師と師長は，（それぞれの判断をもっていながら）表面的な言葉のやりとりでことを進めています。重要なのは，それぞれが自分の立場での考えを言葉にして誠実に話し合うことです。そうすることでそれぞれの立場の「責任」を全うすることにもなるのです。それには治療者同士で本音を話し合える関係をつくらねばなりません。そして当然ですが，患者中心に結論を出さなければなりません。

事例のように真の話し合いをしなければ，治療者同士にズレが生じるのはもちろんのこと，お互いにしこりが残り，治療チーム全体にまで影響を及ぼします。最悪の場合は上司や医師のみが「責任」をとる組織になってしまい，看護師の成長を不可能にしてしまいます。

そうならないためにも日頃から看護師自身の考えや感情を大切にし，お互いが信頼の上，話し合える雰囲気の看護チームに創り上げることが必要です。するとそれぞれが「責任」を持って主体的に話し合いに望みその結果，先の見通しをもった看護（治療）が可能な病棟になるのです。言い換えると，活発でエネルギーのある治療的な雰囲気に包まれる病棟となり，病院全体が治療的にもなるでしょう。

ここで付け加えますとこの受け持ち看護師と私（師長）は，このことをきっかけにお互いが，精神科看護を考える良き理解者となりました。

事例2：隔離室での危険物取り扱いの判断

この症例も私の若い頃，短時間のうちに起きた出来事で悩み，心配して，その後ほっとした体験の1つです。

隔離室に入院した20代の男性で，統合失調症と診断された患者でした。その患者と看護師のやり取りでの出来事です。

患者は「病院の食事や飲み物には毒が入っている」と食事も飲み物も一切，口にしなくなりました。「家に帰ったら食べるから，お願いします。家に帰してください」と拝むように看護師へ頼み込むのです。患者は本来優しい性格のようで暴力を振るう人には見えませんでした。しかし隔離室治療は男性看護師とともに看護行為をおこなう体制でした。

なかなか患者が食事や水分を摂取しないので看護チームは，頭を悩ませていました。ある日，隔離室の担当になった私は，隔離室の巡回廊下で患者と話しました。患者が「喉が渇いた。コーラが飲みたい。でも病院のコーラは毒を入れられるから飲めない」と言うのでした。

明らかに患者は口渇があるようでした。患者とやり取りをする中で私は，「あなたが安心できるように自販機で買ってきたコーラを，あなたの目の前でコップに入れるようにしましょう。それなら安心でしょう。水分を取らないと辛いでしょう」と言うと患者は，「それなら飲んでもいい。早く買ってきて下さい。本当に僕の目の前でコップに入れてくれますか。そうしないと飲みませんよ」との返答でした。そこで私は，患者が飲むかもしれないと嬉しくなり「わかりました。すぐに買ってきますね」と約束を交わし，すぐにコーラを購入しました。そして隔離室の巡回廊下から患者によく見えるようコーラを紙コップに注ぐ様子をみてもらいました。ところがコーラを手渡そうとすると患者は「やっぱり信用できない。プルトップを外さずにそのままコーラを下さい。のどが渇いているので早く飲みたい。飲んだら缶は看護師さんに必ず渡します。約束は必ず守りますからお願いします」と何度も頭を下げて泣きそうな顔で拝むのでした。

私は再び悩みながら自問自答しました。「隔離室で缶を渡すことは危険だけれど……もしも返してくれなかったらどうしよう。本当に返してくれるだろう

か。でもあんなに喉が渇いているようだしこのままだと脱水を起こしてしまう。あれだけ返すといっているのだから，今は信用することが先決だ」と判断し，別のコーラを缶のまま患者に渡す決心をして渡しました。

　ところが患者は全くコーラを口にせず，缶のプルトップを外してつぶし，のこぎりの代用にしたのです。そして隔離室の扉を切る動作に一生懸命でした。それを見た私は，慌てて患者に「約束したでしょう。それなのに約束を破るなんて，あなたを信用していたのよ」と声を掛けましたが，私の声には全く耳をかさず，隔離室から出るための作業に専念していました。結局この時点でスタッフに報告し師長の指示の元スタッフを集め，何とかコーラの缶を取り戻すことができました。その間，缶を取り戻すまでの私は「もしも患者さんやスタッフが怪我でもしたらどうしよう。責任問題になる」と生きた心地がしませんでした。

　この結果，看護チームに大変な迷惑とエネルギーを消耗させてしまう羽目になったのでした。自分で蒔いた種とはいえ私自身も疲労困憊で大変辛く苦い体験でした。

　その後の振り返りで次のことに気づき，学ぶことができました。

　第1に，判断に迷いがあったにもかかわらず，看護チームに報告や相談をせず，単独行動をとってしまいました。第2に，その判断には偏りがあったのです。すなわち患者の病的な面より健康的な面に比重をおいた判断をしてしまいました。要するに，患者の気持ちより先に私自身の（看護師）の気持ちが先行し，見通しが甘かったのです。それは「患者は喉が渇いただろうな。こんな部屋では可哀想。若いし家に帰りたいのは当たり前。1つぐらい患者の要求を叶えてあげてもいいのではないか。そうすれば患者の気持ちが落ち着いて治療を受ける気持ちになってくれるのではないか」と捉えたのです。

　この時この看護師（私）は患者のためにと一生懸命考え，看護行為に取り組んだことは事実です。ただ残念だったのは，その時に考えた判断の結果を，行動する前に看護チームに報告，相談することがなされなかったのです。この行為が看護師の「責任」だったのです。このように報告，相談することが危険を未然に防ぎ，また他の看護師の意見を聞くことで他者の考えを学ぶことにもなるのです。

　この事例で私（看護師）が救われたのは，このようなトラブルの後，患者と

看護師の関係に少しずつ変化が現れました。というのは私（看護師）が患者に「私（看護師）は約束を守ったのに，あなた（患者）は約束を守ってくれなかった。あなたを信用したのにとても残念で悲しいことです」と説明をしながらかかわりました。すると関係に変化が現れ水分が取れるようになったのです。この症例は失敗を糧として，次の看護へ繋ぐきっかけとなったのです。

上記の事例で看護に欠かせない重要な視点が2つ含まれています。

1点目は，ある判断を基に看護行為を実行する場合，推し量る看護が必要になります。すなわち，その看護行為の結果がどのような状況になるのか見当（予測）を付けることです（推し量る看護）。2点目に必要なのは，推し進める看護です。それは1つ目を見据えた上でその看護行為を積極的に推し進めていくことです（推し進める看護）。

この2点を実行してたとえ良い結果が得られなくても必ず次の看護に結びつき，その手がかりが見つかるはずです。

Ⅲ　統合失調症の看護の実際

これから"考える看護"の実際を統合失調症の症例から考えてみましょう。

その前に現在の精神科医療に少し触れてみます。精神医療はほとんどの場合，入院管理が中心の医療体制から地域ケア中心の地域医療体制へと変化してきました。すなわち入院期間の短期化とそれに伴い外来治療が中心の医療体制に移行してきたのです。さらに向精神薬等の精神医療における治療技術の進歩や外来受診と併用して精神科デイケアや訪問看護（訪問介護），共同生活のできるグループホームなど患者にあった社会資源の選択ができるようになりました。

けれども統合失調症患者の中には，病状が安定して医師に退院を勧められても，家に引きとることが困難な場合や，退院の受け入れがないなどの理由で長期の入院を余儀なくされている，いわゆる社会的入院の患者も少なくありません。これらのことも踏まえて統合失調症の看護を掘り下げていきたいと思います。

1．入院から退院まで押さえるべき看護のポイント

受け持ち看護師や看護チームの役割に，入院から退院までの期間に情報を収

集する作業があります。その情報収集から看護が把握すべきポイントを大きく2つに絞ってみると1つは，患者に関する情報，2つ目は，家族に関する情報です。

この2つの情報から看護のポイントをその状態や時期に合わせて調整していくことで，見通しのある看護（治療）を進めていくことが可能となります。そこで以下に看護のポイントを記してみました。

 1）**患者**について把握すべきポイント
  ①入院の動機（退院後，再発防止の手がかりとなる）。
  ②入院前の患者の能力と理解力（最終学歴，学生なのか，働いているのか，緊急時の判断能力など知ることで患者に負荷を掛ける目安になる）。
  ③疾患の捉え方や服薬への理解力の程度（自分の病気をどのように捉えているのか。それによって服薬の必要性や退院後の自己管理，社会資源の活用の可能性などの参考にできる）。
  ④外来通院を中断せず，治療継続が可能か予測を立てる（療養生活中に患者自身が将来の設計をどのように考えているのか。例えば，退院したらすぐに働く，しばらく親戚の家で休養をするなど）。
  ⑤病院への信頼度（例えば，「退院したら二度とこんな病院には来ない」と退院を目前にして他患者に話している。特に入院を決定した主治医へ妄想が強い場合など治療中断の恐れがある）。
  ⑥社会資源活用への関心度（地域のデイケアや，地域保健所の訪問看護など）。
  ⑦退院後の住居があるのか。家族との折り合い。自宅での過ごし方（単身者の場合は入院時からPSWの担当者が役割を取る。余暇を自分一人で過ごせるのか）。
  ⑧退院後の患者の良き相談相手および理解者がいるのか。いるならば誰なのか。
  ⑨地域との繋がり（地域の人と接点はあるのか。もしなければ退院後，自宅に引きこもる可能性があるのならデイケアや訪問看護，グループホームなどの活用）。
  ⑩友人や話し相手はいるのか（家族が働きに出ると一人になり引きこもる可能性がある）。
  ⑪金銭管理能力の程度（浪費家であったり，被害妄想が強かったりお金にまつわるトラブルは家族にも災難となる。与えられた小遣いで自分の生活管理ができるのか）。
 2）**家族**について把握すべきポイント
  ①入院治療の捉え方（精神科に入院させたことをどのように思っているのか。退院後の受け入れやかかわりに影響してくる）。
  ②家族構成と患者との関係。家族のつながり（精神病にかかった患者をもつ家族内の状況はどのようになっているのか。家族内での患者の位置づけ。患者

は退院後安心できる居場所があるのか)。
③精神病への理解度。家族それぞれが患者の疾患をどのように捉えているのか（精神病にかかった患者に家族はどのような思いでいるのか，家族が患者に与える影響の程度)。
④キーパーソンは家族の誰なのか（キーパーソンが患者中心に家族内を押さえる力関係にあるのか)。
⑤患者を抱える家族の能力（どの程度の症状まで抱えることができるのか)。
⑥経済状況に問題はないのか（例えば，家族に金銭的な余裕がない場合，患者の病状に関係なく退院要求をする家族がいるのか)。
⑦地域とのつながりはあるのか。働いているのか。常勤かパートか。無職なのか（働くことが精一杯で患者のことまで手が回らない。入院のときは生活に追われて来院したこともなく，治療に協力できない状況にある。近所とのつながりもほとんどない)。
⑧治療者への信頼度（患者の言うことが真実と思い込み，治療者の言葉に耳をかさない。一方向でしか物事を捉えきれない)。
⑨退院後の継続医療をどのように考えているのか（病気や治療の見通しと予測を持って捉えきれるか)。
⑩服薬の管理が可能なのか（患者が管理できない場合に薬の必要性や服薬の管理がきちんとできる家族なのか)。
⑪世間体の考え方（精神科に入院したことで家族が卑屈になっていないか。周囲の目を気にしていないか。自宅までの外出や外泊を快く受け入れているのか)。

　この2つの把握すべき看護のポイントでおわかりのように，看護師は医師の退院決定を待つのではなく，看護師も一緒に入院の時期から退院に向けて考えていくのです。
　つまり医師は治療の視点で，看護師は看護の視点で退院を進めていくことなのです。もちろん，そこでお互い話し合いの場が必要となります。すなわち退院を目標とするには，治療（看護）をどのような方向で進めていけばよいのか，問題があればその解決の援助方法は，発症または再発したのは何が原因だったのか，再発しないためには何をどのように考えればよいのか等，医療チームと一緒に，家族をまじえて考えていきます。
　危険なのは，患者の症状が安定し入院前の状態に戻っても，院内寛解ということが往々にしてあります。当然，患者は退院後，社会（自宅）で生活を送らねばなりません。それは病院と異なり，対人関係や騒音，その他，沢山の刺激を受けることになります。

まして統合失調症の患者は刺激やストレスに大変弱いので，退院準備作業に充分な時間をかけることが必要です。その中に社会と接点をもつ，外出や外泊がありこれを治療枠に組み込んでいきます。さらに患者の病状や能力，経済状況，家族の受け入れ状況（看護の把握すべき2つのポイントを参照）などを念入りに打ち合わせます。その情報を医療チームや家族と共有します。その際，今まで以上に家族との情報交換を密に行います。

もう1つ統合失調症患者の特徴は，自己評価がとても低いことです。自分に自信がないのです。そこで患者と達成目標を決めるときは，患者が達成可能な目標を，低めに一段下げて立てます。その課題に達成感が得られると患者は自信が持てるようになり，次に一段上げた課題に取り組むと，抵抗が少なく取り組めます。

2．受け持ち看護師の定期的な看護面接の実施

前項でも家族と一緒に治療を考えていくことについて述べましたが，ここで看護師の定期的な家族面接を述べてみたいと思います。受け持ち看護師は入院時から患者，家族それぞれに面接の機会を持ちます。そして患者と家族が一緒の合同面接を行います。これらの面接の中に，先に述べた看護の把握すべき2つのポイントを組み込んでいきます。

まずは入院時に患者と短時間でも面接することです。患者本人が入院して今どんな気持ちでいるのか，また今おかれている状況をどのように受け止めているのかを知ることができるでしょう。そして症状を知ることにもなります。同様に入院時，家族と面接をすることも必要です。家族も患者を入院させたことで，負い目があったり，疲れ果てていたのでほっとしたりその時の家族の心境の一部分を知ることができるのです。

この2つの面接から患者と家族それぞれの気持ちや，患者を取り巻く家庭での状況を知り早速，臨床の生きた具体的な看護の方針が立てられるのです。事例を挙げてみましょう。

入院初日の入棟後に患者が受け持ち看護師へ退院を要求したとします。受け持ち看護師はすぐに医師を呼ぶのではなく，まず患者の話に耳を傾けることにしましょう。するとおもむろに次のことを言うことができます。「あなたはこの数日眠れていないそうですね。心配なことがあったのですか。まずゆっくり

休みましょう。今退院してもきっと眠れないと思いますよ。睡眠と休養を充分とって，それから退院のことを一緒に考えましょう」「家族の方もあなたが苦しんでいたから心配で，数日一睡もされていないようですよ。ゆっくり休ませてあげましょう」と声を掛けることで患者が何かしら話してくれるかもしれません。そこから次のかかわりに繋げていけるのです。

ただ医師に連絡をとり指示を仰ぐのでは，看護師として責任を果たしたことにはなりません。ましてや患者は，看護師に「訴えても取り合ってくれない」と思い看護師の不信感を強めることになります。すると治療関係にズレが起こり，治療全体にも当然，影響を及ぼすことになるでしょう。つまり治療が長引いてしまうことにもなりかねないのです。ここでも"考える看護"が実践されたことになります。

3．看護師が入院時から早期退院を目指す取り組み

統合失調症の入院治療は長期化するほど退院設定に時間を要します。なぜならば，入院が長くなればなるほど社会との距離が開いてしまうのです。それを取り戻すには同じく長い期間と，大変な精神の負担を患者に覆いかぶせてしまうのです。そうなれば家族にも経済的負担や精神的負担がのしかかってしまいます。当然，家族の受けた精神的負担の影響を患者も感じてしまいます。このような気持ちでは，患者も治療に専念できるはずがありません。また残念ながらこのような患者ほど再入院となった場合，入院に抵抗が強く時間もかかります。そこで私たち看護師（医療チーム）は短期間で入院治療から外来治療へ切り替えることのできる，精神科看護（医療）の技量を高めていかなければなりません。

a 入院治療計画書の活用

入院時（あるいは1週間以内）に医師が患者に説明の上，入院治療計画書を手渡します。この時に主治医を中心に看護師や他職種スタッフと当面の治療方針を打ち合わせます。入院当初は入院治療計画書を受け取った患者の大半にとって，計画書の説明を理解するのは困難なようです。しかし日が経つに従い入院治療計画書の"推定される入院期間"を見て，「3カ月となっているから後1カ月で退院できますよね。ここにちゃんと書いてあるから病院は嘘を書かないですよね」と期間にこだわる人や「○○さんは3カ月と書いてあっても1カ

月で退院が決まったのに，どうして私はまだ退院できないの」「私の主治医は，なかなか退院させないってみんなが噂しているけれど。主治医を替えてもらえませんか」と詰め寄る人もいます。

　なぜなら，気持ちに入院時は余裕がなかった患者が，自分を取り戻し始めるからです。すると今度は退院への焦りが出てきて入院期間にこだわってくるのです。それというのも入院生活は，限られた空間で共同生活と規則に縛られ，とても長く苦しい時間なので，一刻も早く退院したいのです。

　受け持ち看護師は，患者や家族と患者から入院期間の問題提起があれば，退院が可能となる条件には何が必要であるのか，退院を見通した考えでことを勧めていかなければなりません。それには時期を見定め，行動を可能にする面接が重要になってきます。すなわち入院時から家族を治療に導入していくことが退院への早道なのです。言うまでもありませんが，医師を中心に医療チームと連携をとっていくことは必須です。

b．病棟規則の治療的活用

　入院生活は言い換えれば集団の共同生活で，そこには起床から就寝までのタイムスケジュールや規則など決めごとが多くあります。その結果，患者は決められた窮屈な生活を送らねばなりません。その上，入院期間も一般科に比べて長くなります。そこで病棟規則の活用が治療上，重要になってきます。

　社会では人が生活を営む上で，必ず人の創ったルールに従い生活を送っています。そのルールを守ることが社会の秩序を保つことになります。そしてそれは一人ひとりがルールを守ることで一人ひとりの責任を果たすことになります。

　その責任の取り方を，病棟という集団生活で患者が学ぶのも治療に含まれるのです。ところが統合失調症の患者は，人との関係はもちろんのこと，集団生活が特に苦手です。その上，規則で縛られるとなると病棟でも身の置き場を失ってしまいます。そうなれば被害妄想や引きこもり，ひいては混乱状態に陥るなど病気に身を置く状況になりかねません。

　そのようにならないためには，治療者との信頼関係をつくることが優先されます。そして患者が責任をとれるようになった時期には，規則を患者に押し付けるのではなく，規則の活用方法や考え方しだいで病棟生活が円滑に送れること，そして規則を守ることにより人との交流も生まれることを伝えていきます。

それこそ病棟規則の治療的活用です。そうすることで，患者は規則の必要性と，それを守ることの重要性を身に付けて社会でも活用できるのです。いずれ社会へ戻ることになるのですから。

c．病棟という環境（共同生活および集団生活）を治療的に活用

先に少し触れましたが統合失調症の患者は，対人関係が苦手です。もちろん集団での生活はことさら苦痛なのです。そもそも入院に至ったのは，患者自身が自己のコントロールができなくなり心身ともに疲れ，社会（家庭）で不適応を起したのも一つの原因と考えられます。

そこでまず，入院初期は患者がゆったりとした時間のもてる環境を提供します。次に休養がとれた段階で，少しずつ負荷を掛けながら，社会に戻るための準備作業に取り掛かります。

具体的には個のかかわりから集団のかかわりへ，緩やかな時間から枠内の時間へと約束の枠を与えていきます。さらには，決まりごとに順応できる取り組みも付け加えていきます。

それと並行して，患者の病状や本来具わっている患者の能力の情報収集（患者の把握すべきポイントの1を参照），そして家庭環境や家族背景，家庭での生活パターン（家族の把握すべきポイント2を参照）の情報収集を行い，新たな計画へ取りこんでいきます。

これらは患者が社会生活へ戻るための，具体的な方法を体得していくことに繋がります。要するに，病棟という生活の場すなわち病棟の治療環境を利用して，社会生活技能訓練（SST）を行うことなのです。

入院初期の薬物調整や休養の段階が済むと，集団活動や作業療法などに参加するのも良いでしょう。その場合必ず，他職種との情報の共有を忘れずに行います。

病棟や外泊で突発的に患者がトラブルを起した場合は，看護師が解決するのではなく患者が自ら解決に取り組むよう，手助けをします。その際，繰り返しますが患者と受け持ち看護師が目標を立てる場合に，到達可能な目標を挙げるよう治療者は心がけます。

患者はいろいろな問題に取り組み学習し体得していくことで，社会で応用することが可能になります。それは退院準備作業の一環として，患者と家族と共に入院になった原因の分析や対応策を考えることも含まれます。そうしながら

患者，家族が再発予防の視点で学んでいきます。
　これらの学習にかかわる看護師は，受け持ち看護師を中心に限られた看護師がかかわる方が，患者の混乱を防ぎ学習しやすいでしょう。

d．判断し決定する機会を見逃さないこと

　看護を行う際，今この機会を見逃すと，次の機会までに長い時間を要することがあります。そして機会を見逃した結果の大半が，治療に悪い影響を及ぼしてしまいます。逆に機会を生かせた場合は，思わぬ治療効果が上がることがあります。

　具体的に例を挙げてみましょう。

　ある日曜日，患者から外出希望がありました。ところがこの患者は，今まで平日に1回外出しただけでした。また外出の医師指示録を見てみると，曜日の指定は書かれていませんでした。この時，看護師の頭を駆け巡ったのは，「今まで1回外出しただけ。その上，今日は日曜日，師長や主治医もいないし，外出させて何かあったらどうしよう。外出させないと患者が怒るだろうし困ったな」と患者の状態より自分の不安が先に立つのでした。

　そこで患者に外出の理由を問うと，次のように話しました。「今日は私の誕生日で，甘いものを買って自分でお祝いするの。入院すると誰もお祝いしてくれないから」，そして「買ったらすぐ帰ってきます」と付け加えました。この時，看護師は外出させるべきか，それともさせない方が良いのか大変悩みました。結論として外出させることになりました。ここに，結論までの経緯を簡単に述べてみます。

　看護師は患者から外出の目的を聞くために，2人で話し合いの場をもつことにしました。患者の話し方や表情，態度などから，心配ではあるが，無理に止める理由はなさそうと判断しました。

　強いて言うなら存在しているのは，何か問題が起こった場合を想定した看護師の不安でした。「日曜日の外出の指示がないのに勝手に外出させて，何かあったら誰が責任をとるの」と上司や医師に言われるのではないかと心配でした。

　そこで患者と看護師の2人で話し合った内容をその日の日勤者で再度話し合い，外出させることにしました。ところが，看護師が案ずるまでもなく，患者は短時間で無事外出から帰院しました（その際，看護師が判断した結果を日直

医師に報告。医師の了解を得た外出でした)。

　それから数日後，患者は判断した看護師に「あのときに外出させてくれてありがとう。看護師さんが心配しているのがわかっていたの。でも私を信じて外出させてくれたのがうれしかった」と話してくれました。その言葉を聞いた看護師は，あの時の不安だった時間が一転して，喜びと満足に変わったのです。

　確かにあの時に看護師は，悩んで悩みぬいて判断しましたし，患者が帰院するまで心配で堪りませんでした。その時患者は，看護師の様子からその不安を感じとっていたのです。このことを契機に，この患者と看護師の関係に変化が現れ，看護師は患者の良い相談相手になったのです。

　このことで勘違いをしてはいけないのは，外出をさせた判断が良かった，させなかった判断が悪かったということではありません。この場合はどちらの判断でもかまわなかったと思います。ただ患者が表面に表している外出にこだわるのではなく，奥にある患者の思いを見定めなければなりません。その部分に真摯にかかわっていくことです。強いて言えば外出をさせない判断をしたときこそ，その判断した内容を通して患者と向き合うことが治療的なかかわりになるでしょう。すると患者の本当に訴えたいことを知るきっかけにもなりますし，治療関係によい影響をもたらすことになります。そこから治療の展開が思わぬ方向へ行くことが期待できます。

　もしもここで看護師が自ら判断せずに，すぐに医師（日曜日で非常勤の医師のため患者のことを知らないのです）へ報告して医師の指示を仰げば，悩まずに済みます。しかしこの方法は全く，治療的ではありませんし，結果的に患者に不信感を与えるだけです。

　まして看護師の不安から医師に外出を止める相談をするとなれば，目も当てられません。そうなると本来の看護は何もありません。今回の外出の指示について付け加えますと，平日以外の外出の指示を確認していなかったのも治療者の手落ちです。これは良く見る光景です。

　要は私たち看護師が患者のおかれている心的状況を，どのように汲み取れるかが重要で，そのための看護師の感性や判断の基準を学ばねばなりません。判断したその時，判断したその場のかかわり方が治療的になることを忘れてはなりません。

e．推し量り，推し進める看護（看護の見定めと推し進める時期をチェック）

毎日の臨床現場で精神科看護は，どのような援助が必要なのか，受け持ち看護師の役割と責任はどのように行えばよいのか多くの看護師が悩んでいると思います。

　ここに今まで書き記したことを振り返りながら，看護の見定めと推し進める時期を折り込みながら事例で考えてみたいと思います。

事例3：退院の方向性とタイミングを見逃さない看護

　患者A：男性40代，病名　統合失調症。母親は死亡，2人きょうだいで弟は遠方で単身生活。

　入院から退院までの状況：A氏は航空機事故をきっかけに「周囲（団地）の人は，僕が事故に関係していると思っている」「団地内にいる公安局関係の人間が，いつも僕を監視している」と妄想が出現し次第に不安が強くなってきました。ある日，団地で立ち話をしている人に「どうして僕のことを噂しているのか！」と急に怒鳴り暴力を振るったのです。そこで近所の人から警察に通報された結果，措置入院になりました。A氏は診察時に暴力を振るったことは良くないと認識していましたが，妄想について全く話そうとせず，同席の父親が説明をする状況でした。

　主治医はA氏に入院治療の必要性を説明しましたが，病識がなく受け入れませんでした。よって隔離室での治療の説明がなされ開始されることになりました。

　A氏は入院時から服薬拒否を続けましたが，看護師は毎回根気よく服薬を勧めました。それでも服薬には納得せず，注射せざるをえませんでした。注射も拒否が強く説得に時間を掛けながら続けました。入浴はもちろん，髭剃り断髪も全て拒否でした。唯一，週に1度父親の持参する衣類の更衣はしぶしぶ了解しました。

　A氏と治療者とのかかわりでは，必要以外A氏からの話し掛けはありませんでした。時間が経過する中，男性看護師とは少しずつ会話ができ始め，そのうち特定の男性看護師の名前を呼ぶようになってきました。

　しかし，入院を決定した主治医への反発は強く，長期にわたり無視が続きましたが，それでも主治医は毎日，隔離室へ足を運び無視するA氏に語り続けました。

　A氏の退院要求は入院時から続いていましたが，隔離室からの時間を限定した出室に応じようとはしませんでした。この様子から受け持ち看護師はこのま

まの状況が続けば，隔離室から多床室に移れない不安を感じました。そこで主治医との話し合いで，刺激の少ない2人部屋へ移室を試みることになり，機会を窺うことにしました。

　ある日，その機会がやってきました。A氏がいつものように「退院はいつになるのですか」と尋ねたときのA氏に余裕を感じました。この時とばかり受け持ち看護師は「退院される方は，大部屋で生活していただかないと。突然，隔離室から社会へ送り出されませんよ」と伝え，その足で2人部屋を見てもらいました。するとA氏は悩んでいましたが，受け持ち看護師の押しの一手でしぶしぶ納得しました。早速，2人部屋へ移室することになりました。2人部屋に移す際，内々の話でA氏が集団の雰囲気に慣れるまでの期間，1人部屋扱いをする計画を立てていました。その甲斐あってやがて同室者が入っても問題は起こりませんでした。そうしながら6人部屋に適応できるまでになりました。しかし対人関係の広がりはありませんでした。

　相変わらずA氏は「退院の日はいつになりますか」「もうしばらくとはいつですか」と確認していました。父親から聞くところによると，本来A氏の性格は決まり事や約束したことは守るが，反面融通も効かないとのことでした。父親もそれに近いような印象を受けました。父親は週1回主治医との家族面接を退院まで欠かすことがありませんでした。その後で必ず，受け持ち看護師との面接も希望していました。

　この面接は，退院や自宅での患者の受け入れなど細かい話を進める場であると同時に，父親の話を聞く場でもありました。これら面接を重ねながら受け持ち看護師は，父親に退院後の患者の管理を任せても大丈夫であると確信を得，退院時期についての方針を主治医と決定しました。受け持ち看護師はこの時期を見定めて，見逃さなかったのです。

　ここで退院準備作業に取り組む中，今までの看護面接同様に父親の話し相手が必要なことも条件に入れ，訪問看護を導入することに決定しました。

　退院に向けて自宅まで時間枠を決めた外出や外泊を重ねて退院の運びになりました。退院後外来で声を掛けても相変わらず最小限の言葉しか返ってきませんでしたが，外来通院と訪問看護は休むことなく継続されました。もともとの几帳面さが幸いして決まり通りの服薬と，無視されながら毎日かかわった主治医の努力も報われ退院後の外来受診も継続されました。

この事例での対応は何の変哲もない，どの病院でも行われていることに思われるかもしれません。ここで述べたいことは，統合失調症の症状が入院時とほとんど変化していなくても，退院できる時期があるということ，その時々に推し量り，推し進める看護が必要であるということです。この事例はその時期の見定めと推し進めた看護が，退院に結びつけたと考えます。
　入院経過と推し量り，推し進める看護を振り返ってみます。

①隔離室から出た時期。受け持ち看護師は隔離室から出せる機会を窺っていた。この時期を見過ごしてしまうと，隔離室での長期化を懸念した。そこで患者の症状やその日の様子を見ながら退院願望を利用して退室を強く推し勧めていった。
②2人部屋を一人部屋扱いしていた時期。患者には「2人部屋だけど丁度今だったら空いているから一人でゆっくりできますよ。隔離室と同じ部屋みたいです。でも入院の方が来られたときには，この部屋を使うことになるのでその時は宜しくお願いしますね」と布石をつくっておいた。
③同室者を入室させ2人部屋とした時期。患者が病棟の雰囲気や刺激に慣れた時期を見計らって余り干渉しない患者との同室を考慮した。
④2人部屋から多床室に移室した時期。同室者が交代するが，動揺することもなく自ら同室者に話しかけるまでになった時期に，お互いが干渉しない患者同志の多床室に移室する。移室への抵抗はあるが退院の目標があるのでしぶしぶ了解する。
⑤外出，外泊実施の時期。病院近辺の外出の希望は全くない。退院を希望するのみ。そこで自宅への外出を父親に相談。受け持ち看護師との看護家族面接で父親が外出を決断した時期に実行する。
⑥退院予定を計画した時期。口癖のように患者は「いつ退院できますか。もうすぐっていつですか」としきりに言うので，看護師がつい困り果て「秋ごろね」と言ってしまった。その時点から患者は目標が決まり，生活に張りが出てきたようだった。そこで主治医と受け持ち看護師と話し合い，父親の同意を得て退院時期の予定を立てた。
⑦退院作業が稼動した時期。外出中の自宅での様子や外泊中の服薬，睡眠，症状など父親より情報を入手し，計画に織り込んでいった。父親の希望で父親

不在時も外泊させる計画を組み実行した。受け持ち看護師としてその計画に心配はあったが，退院後，実際にそのようなこともあると父親より申し出があり，父親の提案を可能な範囲実行した。

　上記のことを整理すると1点目に，家族の受け入れる能力（患者を抱える能力）。2点目に，患者の病状が入院時とさほど変化がなくても社会（自宅）に迷惑を掛けず生活できる状況。3点目に患者や家族を支えられる病院の体制。4点目に継続医療が可能であること。この4点を入院治療中に確認ができたと考えます。
　事例とつき合わせてみますと1点目は，父親が今回の入院まで妄想のあるA氏をそれほど問題に感じず，面倒を見てきました。入院がきっかけとなり定期面接で父親教育を行ないました。すなわちA氏の病気や，症状と睡眠の関係，刺激を少なくする方法，薬物の効果，過干渉がストレスとなるなど具体的で分かりやすく伝えていきました。この定期面接で父親と受け持ち看護師に信頼関係ができたようです。よってA氏が社会（自宅）に適応できる時期が決定されています。この時期を逃さないことが重要です。そうしなければ入院の長期化になりやすく，するとA氏は治療者にはもちろん，家族にまで不信感を抱くことになりかねません。
　2点目を考えてみますと，A氏は入院前から妄想の世界で生活していました。しかし航空機事故がきっかけとなり，心のバランスが崩れ，自己をコントロールできなくなり妄想に振り回された生活になってしまいます。自己をコントロールできるまでに心のバランスが回復すれば，妄想や対人関係の問題があっても退院，そして家庭生活が可能です。ここで治療者は陽性症状の軽減時期を見極め，退院の時期を考えることです。時期を見逃せば病院という治療環境が，さらなる妄想や症状の出現する場と化してしまうのです。
　3点目については，父親が受け持ち看護師の支えにより安心されています（主治医の定期的な家族面接は当然ですが）。主治医や受け持ち看護師を軸とした医療チーム（看護師，薬剤師，作業療法士，精神保健福祉士，栄養士，事務職など）が，患者や家族に職種の専門性を生かした対応をいつでもできるようにしておくことこそ，患者や家族が安心をもつ病院の体制です。
　4点目は退院後に治療が中断しないことです。そのためには入院中に退院後

の予測をもたなければなりません（このことについては今までに述べてきたので割愛します）。

　患者が治療中断を起こしやすい条件があればそれを拾い出し，そこから患者に見合った継続医療の具体策を出していきます。外来通院はもちろんですが，訪問看護，デイケア，グループホームなど医師を中心とした医療チームと，患者や家族をまじえ決定します。特に退院後注意することは，外来看護師は外来通院が滞った時に放置せず医師を中心に関連部門と情報交換を行うことです。そうすることが早期に治療中断を防ぐ鍵となります。

　これらには全て節目，節目の時期があります。その時期を見落とさない看護の視点を養っていくことです。

事例4：長期入院（24年間）B氏の熱い退院願望を叶えようとする看護

患者B：男性70代，単身，病名　統合失調症，身寄りなし。

　退院までの状況：私（筆者）は開放病棟開設のために（師長として）入職しました。その頃のB氏はその病院の閉鎖病棟で23年間，入院生活を送っていました。そこで初めてB氏と出会いました。それは私（筆者）が病棟研修で閉鎖病棟へ出向いた時のことでした。次に出会う機会が訪れたのは，入職4カ月目でした。それはB氏が開放病棟へ転棟して来た時，私（筆者）はその開放病棟の師長でした。この時点からB氏の退院にかかわることになったのです。

　当時のB氏は浦島太郎状態でしたが，開放病棟での生活に戸惑いはありませんでした。ただ本人の意思と関係なく周囲との軋轢があり，トラブルが絶えませんでした。それほどにB氏の現実検討能力は低下していました。性格的に短気で気に入らないことがあるとカッとなり，その上プライドが高く陰口を叩かれることも少なくありませんでした。でもなぜか愛すべき憎めない人物でした。そんな中，B氏の心のよりどころは宗教と退院願望でした。開放病棟での最初の要求は外出で，日曜日に教会でお祈りすることでした。

　退院願望は日に日に強くなり23年というギャップなどB氏には問題ではありませんでした。しかし私（筆者）を含めた治療者（開放病棟立ち上げの頃ほとんどが，精神科経験のない看護スタッフばかりでした）はそれを埋める努力をしなければなりませんでした。先の見通しを考えると治療者は到底，無理な退院だと本心思っていました。私（筆者）は「退院は大変なことですよ。社会では一人で何でも遣っていかなければならないのですよ。経済的にも，病気の

ときにも。まして若くないのですから。23年間病院生活をしていたのですよ。日進月歩で世間は変化していますよ。相当，社会勉強しないとやっていけないと思いますよ」と，いかに退院が困難で無理だと言わんばかりのかかわりしかしていませんでした。

しかしB氏は諦めませんでした。「困ったときには，教会の関係者が協力してくれるから」とあっけらかんと言うのでした。

これだけ退院願望のあるB氏に看護師も心を動かされ，何か手立てはないか真摯に考えるようになりました。「何とか一度は退院させてあげたい」と思う気持ちにさせられたのです。

そこで社会で生活するには，病棟で何ができるかを受け持ち看護師と話し合いました。すぐにカッとしやすい，言葉が聞き取りにくいなどについては対人関係の学習を，トラブルが起こった時には責任の取り方の学習を行いました。病棟の日常生活でも，また作業療法でも社会生活技能訓練を組み込んでいくことにしたのです。

B氏は「私はいつでもきちんとやれているから，いつ退院しても困ることはありません。大丈夫です」と口癖のように言っていました。日が経つにつれ，トラブルも減り穏やかなB氏になってきたのも事実でした。B氏の退院に関して周囲の患者たちは「Bさんが退院できるはずないよ。あの能力で」と陰口を言っているのを耳にしました。それだけ周囲にもB氏の退院は無理だと映っていたのです。

そこで受け持ち看護師を中心に看護チームは本格的に退院に向けての方針を打ち出しました。薬の自己管理や住居の確保，訪問看護（この病院で訪問看護の第1号者でした），外来通院など具体的に動き出しました。退院準備作業の期間に1年かかりました。

B氏の言う通り，教会の方々の協力も大変な力になりました。物理的に必要物品の差し入れや住居探し，そしてB氏は精神的にも支えられてきました。これら全て，B氏の強い退院願望と愛すべき人柄や本来の優しさが，周囲を引き入れ退院にたどり着いたと考えます。退院後，いろいろな問題はありましたが再入院することは一度もありませんでした。妄想と共に社会生活を送ることができました。

この事例では24年間という長期にわたり入院していたB氏の強い退院願望

と人柄が，地域住民や治療者を動かし退院になった事例です。

ちなみに退院後のB氏は被害妄想と結婚願望は続いていますが，外来治療と訪問看護そしてデイケアで再入院することはありませんでした。

Ⅳ　おわりに

統合失調症の治療の多くが，外来通院で維持できるようになってきました。たとえ入院治療が必要な患者でも短期間で外来治療に切り替えることが目指されます。

そこで私たち看護師は患者が入院した時点から，早期の退院に向けて退院準備作業を行わなければなりません。そうすることが結果的に短期の入院を達成することになるのです。この退院準備作業を行う過程で推し量り，推し進める看護とその見定めの時期が重要なキーポイントとなってきます。

その見定めの時期を判断するには，日頃から患者や家族の求めていることや退院するために必要な条件を念頭に置くことです。その上で定期的に患者や家族とかかわる過程に，見定め，推し進める時期が見えるようになります。

この一連の作業が"考える看護"ということになります。看護師は"考える看護"を体験し，理解することで，自分らしい看護が育まれていきます。それは精神科看護師としてのやりがいや，個別看護の醍醐味そして「責任」の意味が分かることにも繋がっていきます。そのような看護師が増えることで看護の質の向上へと広がり，究極の目的である治療を担える看護部へ発展していくことでしょう。是非"考える看護"を病院に広げていきましょう。そうすることで医療チーム全体に統合失調症治療の見通しが見えるようになり，治療効果にも影響し入院期間が今より短縮されることでしょう。

文　献

中井久夫（1998）最終講義 分裂病私見．みすず書房．
中井久夫・山口直彦（2005）看護のための精神医学，第2版．医学書院．
西園昌久（1977）新しい精神医学と看護．医学書院．
塩入円祐（1985）精神病は治る―不治からの脱出 新装版．NOVA出版．
高柴哲次郎・皿田洋子（1999）事例で学ぶSST．日総研．
内村英幸・吉住昭編（2002）精神科保護室の看護チームと医療．金剛出版．

第10章 統合失調症の精神分析臨床におけるマネージメント

東中園聡

　中国のある地方で数カ月間雨が降らず，村人は雨を降らせようと外的変化への直接アプローチの限りを尽くしたが，雨は降らず，ある雨乞い師が呼ばれた。しかし，その雨乞い師は小屋に籠もってしまった。けれども，4日目は雪荒らしになり村中大喜びであった。そこに居合わせた中国研究者ヴィルヘルムがその雨乞い師に，「どうやって雨を降らしたのか」と問うたものの，雨乞い師は「私がしたことではない」と返答したので，「では小屋に籠もって何をしていたのか」と問い直したところ，雨乞い師は「それなら答えることができる。この国は天から与えられた秩序に従って生きていない。私もそれを吸い込み，道（タオ）から外れた状態になった。そこで内省を行じて，道（タオ）に戻るのを待っていた。すると雨が降ったのだ」と返答した。
　　　　　　　　　——ユングが記載する『雨乞い師』のエピソードより

I　はじめに

　精神分析療法を意義あるものとするために，管理医として精神療法担当者とペアを組みつつ，セッションの構造化を維持し，かつそれを取り巻くコ・メディカルスタッフとの協働を計るためには，それぞれの関係に対して主治医としての業務以上に，より工夫と配慮あるアプローチをする必要がある。
　そのことは，かつて私がA-Tスプリットの設定をしていただき，理解ある指導医や管理者のもとで精神療法担当の役割にのみ集中させていただいていた

際には，その方々に担っていただいたことであり，気付けていなかったことである。そして，現在，私が管理医として心理士の先生方とペアを組むようになって自覚するようになったことである。しかしながら，心理士の方々がその働きを十全に発揮していただくために，私が必要とされる役割を実践し得るようになるためには，私自身が内的な変化をなし行動につなぐことが必要不可欠であった。結果として私は孤独から解放され，このように統合失調症の精神分析療法の全景を考察しつつ，その意義等についての発信源となることができつつある。

したがって，一般論化するよりも，私が体験してきた実感に力点を置いてこの章を書き進めたい。ただ，統合失調症の精神分析療法を私が主治医を兼ねながら得た見解と，心理士との協働のもとに管理医の役割を成しながら得た見解とを区分けしないままに記載しており，そこはご容赦いただきたい。

さらに，精神科医になる以前の些細ではあっても私の心に刻まれている体験としてのターミナルケアとの対比をしばしば論ずる。これは未開拓な領域を我々に先んじて好転し得た希有なモデルであると仮定し得ると私が考えているからである。

II 治療者および管理医に必要とされるもの

1．心に中心軸を抱く
a．中心軸の必要性

統合失調症の精神分析療法においては，本書の第2部「治療の実際」の諸執筆者が記しているように，我々はその転移の荒波のなかで大揺れに揺れる。そのなかで，神経症やパーソナリティ障害との精神分析実践のように'治すこと'を暗黙の実践のモチベーションとしていては実践の継続は難しい。中途で挫折してしまうと治療者にとって心的外傷になりかねない。いわば赤ん坊の生命を預かっているようなものであるから，少しの変化に一喜一憂してしまう。さらに治療経過のなかでは必然的に一見病状は悪化する。ここにどう持ちこたえるか。

A-Tスプリットの設定においては，いわば赤ん坊としての患者と母親としての精神療法担当者とのやりとりの空間をしっかりと保証し維持する，父親とし

ての役割が管理医に求められる。破滅‐解体にさらされている新生児の世話の時期には，母親も同時に産後の回復の途上の床上げ前の時期である。愛らしい新生児に添い寝していて，破滅‐解体の夢を見たことはないであろうか。そこにあっては，しっかりと母親を支える役割と同時に，育児を援助していただく諸関係との調整や，時には負担になりかねないものに対決して護る役割といった外部との関わりをも担う。そしてそれらはしばしば随分と困難なものである。

いくつかを記載してみよう。

・患者からの激しい精神病性の転移にさらされ，私もしくは心理士が罵倒され続け，疲弊し切ってしまった。
・病状が悪化して興奮状態になり，看護師もしくは家族から精神療法の意義を疑われた。
・経営者から「効果もあやふやで時間ばかりかかる。経営のマイナスだ」との意見が出された。
・ある勉強会の休憩時間に，隣り合わせた少し有名な先生に，つい苦労を語ったところ，「統合失調症の精神分析療法は無意味だということはとっくに証明されている」と言われて打ちのめされた。

さて，いずれも実話である。ここにおいて我々はどうモチベーションを打ち壊されずに，内に問い直して新たにして行けるであろうか。

ターミナルケアにおいては，この中心軸としてのモチベーションは明確に言葉に結ばれている。一般の医療モデルにおいては，人間存在を身体的痛み／心理的痛み／社会的痛みという多角的な視点が現在の医療の一般的な見解であるが，ターミナルケアにおいては何十年も以前から，もうひとつ，'存在の痛み（霊的痛みとも呼称）'を定義しており，怒り，抑うつ，悲しみ等の心理的な痛みと峻別している。それは，「こんな状態の私に生きている意味があるんですか?!」ないし「死んだらどうなるんですか?!」という悲痛な'痛み'である。ここに'応える'ことこそ，ターミナルケアにおける対話の要とされる。

一方，精神分析療法，特に，統合失調症の精神分析療法においては治療者のモチベーションは明確には言語化され難い。それは，病者と治療者の関係は

「赤ん坊と母親」だけではないから，'役割応答性'という表現によっても，不十分である。

また，'つぐない'という専門用語もある。ただ，この言葉は日常語としても使用されているから，その日常語の響きとこの専門用語が意味するところを区別して実感することは難しい。少なくとも，自覚的なモチベーションとはし難いのではなかろうか。キリスト教文化における懺悔の情動を体験し得る文化的背景や，内観療法の体験からの突き上げる後悔と感謝の念の実体験等は我々日本人の日常ではなく，'つぐない'が意味するところは腑に落ちにくいであろう。

私の経験から，腑に落ちやすいたとえ話をしたい。小児科での病棟実習を思い出したい。白血病の治療のために親から離れ，毛が抜け落ち激しい嘔吐にさらされる等の副作用にありながらも，我々に笑顔を向けてくる子どもたち。そして治療のかいなく亡くなってしまう。この時我々は「あぁ，何とかしてあげたい」「何とかしてあげたかった」と心が疼く。その疼きは実際に助け得るのか否かとは全く関係のないものである。「'痛み'あるところに'応え'ずにはおれない」という疼きが我々の正直な情動である。これに従って技能を磨き，開拓していけるかどうか……。治せるものなら何としても治したい。しかし，どうしても治せないのならば，病を条件として生きる方々に同伴し対話する者で在りたい……。私はこれを「人生の道行きを支える治療観」と言語化している。これは，看護や作業療法や福祉的援助等の人間対人間としての距離においても大切な実践である。しかし，精神分析のセッションにおいては病者の心的世界の中に居て，その病むことのないパーソナリティの中心に同伴するという質の異なる距離にあって成されることである。

統合失調症者の病状を'痛み'として認識できるであろうか。あのムンクの『叫び』の絵画にあるような悲痛な心情を共感できるであろうか。そして，それを条件として人生の道程を歩むその存在を畏敬し，病むことのない健康なパーソナリティ部分の存在を信じて，そこに同伴し対話することができるであろうか。

これが，私が自覚しているモチベーションである。'何に？' 'なぜ？'，我々は統合失調症者に応えるのか？　専門用語として記述するのであれば，私は，'共にOに歩む'関係性として表現したい。

b．ロゼンフェルドが抱いた中心軸

　モデルとなる先人を紹介したい。
　20年前に医学生であった私には，いつの間にか，クライン派は「詭弁を語る」という先入観がはいりこんでいた。しかし，我々はクライエントを前にしては，理論家ではなく臨床家として機能する必要がある。我々日本人は，明治政府が決定したことによる，東洋医学と西洋医学の区分けは現代においてはすでに不要のものであり，臨床家の良心のもとに，その智恵を共有しようとしていることを知っている。同様に，ロンドンでの対立を我々が代理戦争する義理はない。ロンドンから無自覚に植え付けられた先入観を払うために，クライン派の三傑のひとりロゼンフェルドについて，私の眼のうつ針を抜いたものを簡潔に記載したい。彼はその遺作『治療の行き詰まりと解釈』の始まりの章において，専門用語なく自分を語っている。「精神医学に興味を抱いた当初より，私は治療が困難であったり，不治であると思われていた患者に関心を持っていた。そこから私の統合失調症ならびに他の精神病状態への関心が生まれた……」。そしてクラインに出会う以前から（薬のない時代）統合失調症者の話を熱心に聞き，効果があったり逆に悪化したりし，コミュニケートし得る確信を得る。続いて，（クラインの影響以前の）タヴィストック・クリニックでのトレーニング・ケースが潜在性の精神病であったために指導者から中止を指示されて後悔を刻み，続く潜在性の精神病のケースは指示に従わずにセッションを続ける。そして，クラインに教えを乞う。開業後は生涯を通して統合失調症者とのセッションを続けた。自らの，精神病者の「crying babyに同一化し得る能力」をセンサーにして同伴し，遺作の終章においてはクラインには準じずに自らの知見を記載している。
　心に中心軸が必要である。医療者／治療者の原点の疼きに直結した治療動機を明確に維持し育成すること。（願いはあっても）モヤシの心を鍛え，心の筋肉を育むこと。

2．実践のための準備

　私自身の経験やペアを組んできた心理士の方々の歩みから，統合失調症者との精神分析療法をはじめるにあたって，備えていることが望ましい事柄がいくつか挙げられる。

まず，前記したように，「なぜこの治療をするのか」「どのような意義があるのか」等について答え得る中心軸を抱いていること。これは，実践のプロセスとともにより育まれるだろう。
　同じく前記したように，共感が必要不可欠であるが，そのためにはまず自分自身の精神病性不安に自覚的になることが大丈夫であるか否かということ。その部分をも含んだ教育分析の体験か，それと同様の関係性の支えが必要であろう。
　理論の準備も必要不可欠である。読書百遍，私には実際に100回以上反芻したある論文がある。また，学習会で読みこなし合ったり，スーパーヴィジョンで学ぶことも貴重である。私は，門前の小僧体験に随分育んでいただいた。少しだけ，理論的な表現で助言を加えてみる。精神病性不安はたしかに乳児の心性に近似しているのだが，精神病性不安から発せられる言葉は生理ではなく病理であり，コミュニケーションではなく，排泄による不安の排除を目的としている。したがって，いわば「うまくおっぱいが吸えるように援助している」というよりは，「オムツ替えのお世話をして，結果としておっぱいをうまく吸える」ように援助しているということである。また，乳幼児期のお世話をしているのであるから，いわば記憶以前の世界にかかわっているのであり，たとえ治療に効果があったとしても，記憶に残ってクライエントから感謝されるということを期待してはならない。ここをモチベーションにはできない。
　そして，仲間。たとえ一人でも，遠慮なく体験を分かち合える仲間の存在はありがたい。
　続いて管理医としての準備について。管理医はこの治療の経験があり，助言し得ることが確かに望ましい。せめて，松木氏著の『精神病というこころ』は読破しているべきだろう。ただ，私には私が精神療法担当医の役割をさせていただいていた際に，この経験のない管理医の先生もいたが，私の可能性を信じて許容していただいていること，その信頼の絆が支えになっていた。
　また，管理医は精神療法担当者が管理医自身とは違う個性の指導者からスーパーヴィジョン等の指導を受けることを許容することも大事であろう。
　以上は通常言われていることと同じだが，ここに，それ以上の発見として，私にとって管理医として機能するために貴重な気づきと変革をいただいた体験を記したい。

......私にはそれまでの経験があり，ペアを組んだ心理士は経験が乏しかった。私は後輩を育成するかのような心境で助言等をし，私が担当するある統合失調症者との心理療法の役割を提供した。治療というより，経験のはじめになればと私は思っていた。しかし，全く予測に反して，幻聴や関係妄想から引きこもり，私が治療に難渋していたその事例は完全寛解してしまった。実は私も一時期セッションをもっていた事例だった。驚きと共に振り返ると，私は父親や（同病の）母親の親心に打たれ同化してしまい距離が取れていなかった。私のみでは片手落ちでこのペアが必要とされていたのだった。私は家族面談は私で担う等，セッションに周囲からの影響が極力ないように配慮した。

その事例は数年して再燃しているが，しっかりと病識があり，少量の抗精神病薬によって通院を続け得ている。心理士との対話の日々によって，精神病症状を内省する筋力が育まれている。かつて，初診日に保護室で私につかみ掛かり，足の爪を踏み付けた面影はない。

私は痛感した。心理士への「私より遅れている」という認識は真実を観ていない。比較の眼差しでは観ることのできない，見えがかりを超えた一人ひとりの存在の比べることのできないいのち，その実態のすべては把握し得ないが，そこへの'畏敬の念'を実感した。また，同じく，経験の優劣とは関係のない，患者と治療者との間の出会いの真実への'畏敬の念'そして，先輩と後輩ではなく，同志としての感覚。比較の眼差しでは真実Oは観えない。

そして，治療プロセスにおいて悪化がみられても，それを治療プロセスでの必然として読み，薬物療法や病棟管理を工夫してセッションを維持することも，必要不可欠な大切な管理医の役割である。

3．病者の見立て

経験が乏しいうちは，妄想型の事例とのセッションの方が関係を作りやすい。もちろん精神病性転移の間柄であるが。また，妄想を形成し得るということは，そこにまだ思考の機能（病者自身のコンテイニング機能）が残存しているということでもある。

また，発症してほどない，薬物の効果が期待でき，一旦は寛解するであろう事例の寛解過程を共にすることもよい体験になる。また，この同伴のプロセスは病者にとっても意義がある。幸い薬物療法によって一旦は寛解する事例にお

いても，再燃を繰り返すたびに薬の効果は衰える。しかし，病者が治療者の援助のもとに，寛解の過程を内省する経験があれば，それはパーソナリティの健康な部分が病識をもって自らの精神病部分と対峙する力となり，再燃が軽く済むことになる。

　欠陥状態が進んでいたり精神遅滞や発達遅滞がベースにある事例では，病者自身のコンテイニング機能が脆弱なために，より工夫を要するし，コミュケートしながら工夫を考える技能が治療者には求められる。どう工夫すれば真実Oが観えてくるか。

　病者の他害性も検討すべきだろう。他害性は確実な内服を継続することによって予防し得ることが多いのであるが，内服の継続を支える病者自身の病識や家族の援助が乏しいと，他害性のある病状との対峙の時があり得る。また，自己破壊性も吟味すべきである。自傷／自殺は疾患によってその意味するところは異なる。パーソナリティ障害者にとってはそれは嗜癖であり，うつ病者は絶命を目指し，統合失調症者は自己の滅裂な破壊を具体化する。そして治療者にはそれぞれ，悲しみを遺し，絶望を遺し，そしてばらばらになって虚無に至る。治療中の事例においてそれを体験しないで済めば幸いだが……。

Ⅲ　他職種との協働

1．協働を阻んでいたもの

　ここでも理論ではなく実感を記載しよう。私は精神科病院に勤務していながら，かつてはそのアイデンティティは精神分析家（に固執）であった。正直に自分の心の反応をみると，コメディカル・スタッフに対して「あてにはしてませんから，邪魔はしないで」というものだった。そして，診察室外からの要請はセッションを邪魔する不快なものだと心は反応していた。

　もちろんこれは現実を観ていない。統合失調症をはじめとする一人では援助し得ない病態の方々の援助をするには協働が必要不可欠である。したがって，私にはまず治療者として脱皮する必要があった。最も実感したのは私が本書の「治療の実際」にて記載した事例においてであった。破滅‐解体にある症例つまり泣き叫ぶ赤ん坊を，私が勤務していない日々には，「ひとり捨て置いている」と本当に心配した。しかしこの感じ方は間違っていた。事例は私がいなく

とも一人ではなかった。管理医や看護師が，そして隔離室という構造や薬物療法が世話をしていた。私は事例からの投影‐逆‐同一化にもよって，孤立無援に育児をしているような心境になっていたが，協働している方々がそこにいた。私はひとりではないと眼を開かれる思いであった。

　また，管理医の役割を担うことも必然的に精神分析家としてのアイデンティティに固執することからの脱皮を伴わねばならないものであった。神経症者であれば，セッションとセッションの狭間を現実感覚で何とか過ごせるかもしれないが，分割‐投影同一化ないし行動化が優勢なパーソナリティ障害，ないし精神病の事例においては，精神療法担当者のみではなく，管理医はもちろんだが，看護師等の他職種もそれぞれの役割／独自性においてコンテイニング・ファンクションを発揮する必要がある。

　まず，本シリーズの他書にも記してあるように，パーソナリティ障害の治療においては，入院治療を疲弊の悪循環ではなく意義あるものとするためには，病者が分割‐投影同一化しそして行動化する未整理の心的内容物のコンテイニングを多職種で担うことが必要不可欠であり，また，薬物療法が主役とは成りえないことは治療の前提として共有されているところである。しかし，精神病の治療においては，薬物療法を主役にすることが（必要充分ではないが）現代の精神科医療の前提として確立されているので，そこに特殊精神療法が併用されることは実は通常のことではない。そこで，治療に特殊精神療法を加味することの意義や，治療のプロセスにおいて「何が起きているのか」といった，モチベーションや理解の共有を随時はかることが，セッションが目指すものを達成するためには実は必要不可欠な職務である。これは管理医が担うことになる。

　さらに一歩進んで，'脳障害→薬物療法・作業療法'という現在の常識としての治療モデルではない，いわば'心理モデル'について繰り返し提示することが，多職種がそれぞれの役割／独自性においてコンテイニング・ファンクションを発揮することにつながる。

　他職種に対して，彼／彼女らに「わかってなくて，あてにならない」という問題があり，目標達成のための「セッションを邪魔してくる」とみなしていた以前の私は，井のなかから全くの勘違いを信奉していたわけであり，実際にはその他職種の現実を生み出していたのはチーム・リーダー／管理医の役割を担

うことを拒んでいた私自身であった。その気づきから，病棟カンファレンスや院内勉強会を重ねるごとに，孤独から解放される喜びがあった。井を出て取り組むと，まず救われたのは私だった。

2．他職種の独自性

　いやいやカンファレンス等に参加しているうちは，見解を述べる際にも，無理遣りそれを押し込んでいわば‘ミニ俺’を作り上げようと目論んでしまうことになり，必然的にうまくいかない。それぞれの職種が孕んでいる働きの本質を把握し，‘心理モデル’の共有のもとに，それぞれの個性を発揮しての協働が育まれるようにコーディネートをはかる。

　作業療法スタッフとの協働はその端的なモデルである。統合失調者のパーソナリティの精神病部分と非精神病部分（健康な部分）を便宜上は峻別するという理解からすると,医師や看護師が主に担う精神病部分の寛解過程と協働して，主に非精神病部分の回復を援助するという作業療法の働きの独自性があり，これは相互に畏敬し合うべきものである。作業療法の場面でみせる健康な側面と病棟でみせる病的な側面とは，そもそも病者が持つ二つのパーソナリティ部分なのであるから，お互いの対立の種となってはならない。忘れられない20歳代前半の事例がある。発症から数年間未治療の経過で幻覚‐妄想状態と興奮状態で入院し，ほどなく，幼児化という防衛をとり，精神病性不安にさらされる心性を幼児のように現実検討なく抱きつく等によって否認し，隔離室生活になった。もともとクリスチャンであった彼女は隔離室のなかでも聖書を離さず，迫害不安に持ちこたえる経過を信仰を支えに歩み，その姿は防衛性の信仰ではなく，まさに精神病性不安を条件にした人生における信仰の歩みと思われた。そして1カ月ほどで隔離室を出ることができたが，被害的な妄想知覚は引き続き，その後は個室に引きこもってしまい数カ月が過ぎた。全く病棟活動等にも参加できていなかったが，作業療法士の実習生が担当することになった。するとその2カ月弱の期間のなかで同伴外出から始まって諸活動に参加し，実習終了後も好転は続き，退院に至った。振り返ると，その事例は双子としての生育をしており，同じ年齢であった実習生とのつながりが，回復可能性のドアを開け，潜在化していた健康性の発露をもたらしていた。

　では，看護の働きの本質とはどのようなものであろうか。私が管理医として

推し量って記載したい。まず，父性と母性について定義してみる。端的に表現すると，父性とは「行くべき道を指し示す」ものであり，母性とは「生命を守り育む」ものである。主治医／管理医が示す治療方針がこの父性に相当し，主治医はその病棟での診察ごとにその役割の一つとしてこれを担う。そして，看護の働きの主要なものはこれらの営みのすべてを支えている大地にたとえられる。それは何より，病棟や病室といった病者にとっての居場所を維持し管理しつつ援助する主役である。閉鎖病棟や隔離室は拘束するための空間である以上に，病状のままでの居場所である。そこにおける生活を保証し，日常生活のすべてに配慮と援助をなす。

'心理モデル'を提示し共有をコーディネートするのは管理医の本来業務の一つである。それは，家庭においての主婦業が意義を認められ支えを必要としているように，管理医は看護の役割について十二分に理解をしておくべきである。これは，看護職員が「依存‐不満」の揺れから自律して協働し得るようになるための援助としても必要である。

我々精神分析を学ぶ者は，自らを内省し立て直すことが自らの業務をより充実することにつながることを意識してはいるが，他職種にはそれがいまだ充分ではない。そして，個人的な痛みを抱えたままに勤務していることはしばしばである。……病者だけではなく，我々医療従事者も癒され，そこに願いを共有する本当のつながりを醸成してゆくことはできないものか。ここでも畏敬の念はベースとなる。「私ではなくこの方がこの条件のもとに人生を営んでおられる」

3．'痛み' としての理解の共有

さて，本書の総論等にも記載されている '心理モデル' をどのように共有をはかってゆけばよいのであろうか。それはまず松木氏著の『精神病というこころ』に詳しい。管理医はぜひ咀嚼して共有のための発言を工夫すべきであろう。

ここに，私なりの表現で簡潔に記載したい。

はじめに，前提として，明確にしたいことがある。現在，統合失調症等の精神病の病因として，全くの心因論を取る治療者はまずいないであろう。未特定の脳の脆弱性は病因論の前提とされる。しかしそれでも精神療法の意義は否定

されない。ターミナルケアを引き合いにしてみる。ターミナルケアにおいてはその原疾患は治療のすべがないところからスタートする。従来の'治す'ことを目指す治療観からすると，これは敗北であり，医療者の足は病室から遠退いていた。絶望は病者ばかりでなく，医療者をも支配していた。この事態の原因を外（不治にある病者）にばかり診ると，無理のある延命に駆り立てられることになる。しかし，不治の病においても感じ方を変え，生き方を変える可能性は残されている。このことに眼を開き，まず内（自分たち医療者）を変革し，病者が感じ方を変え，最期の生き様をなすことを援助するという，治療観のパラダイム転換を成し得たところがターミナルケアの臨界点である。我々が実践する統合失調症者への精神分析療法にもここの可能性が孕まれている。パーソナリティの精神病部分に圧倒され，機能停止していた非精神病部分（健康な部分）が，精神病部分に対しての感じ方を変え生き方を変えることは不可能ではない。少なくとも私は，そのことをも意識して，本書の「治療の実際」の記述をしている。そこに私が同伴し対話を試みた。脳に主因があるという前提に立っても，心理モデルやこの治療観の意義は消失しない。

　では，心理モデルについて簡潔に説明したい。カンファレンス等においてしばしばテーマになるのは幻覚‐妄想についての理解と対応についてである。私は迫害不安およびそれによる幻覚‐妄想状態について4〜6カ月の頃の赤ん坊の人見知りを引き合いに説明している。久しぶりにやってきた田舎のお祖母ちゃんが抱っこしたところ，火がついたように泣きだした。これは母親とそうではない人の区別がつき始めている大切な成長の目安なのであるが，赤ん坊の主観からするとお祖母ちゃんの善意という現実はわからずに，恐竜に襲われかけているかのような圧倒的な不安・恐怖にさらされていると認識してしまう。これと近似する性質の不安が迫害不安であり，幻覚や妄想という形で現実を誤認する。そして，さらに破滅‐解体不安とは急性期の主症状としての幻覚‐妄想が形成される以前の極期にみられる切羽詰まった妄想知覚や世界没落感として顕現していたり，急性憎悪の際に精神運動興奮状態や昏迷状態として観察されるものである。これは，迫害不安よりもさらに圧倒的な不安であり，一人置かれている新生児が体験する反応である。我々には新生児の心性に近似したものをコンテインすることが求められている。

　これらの破滅‐解体不安と迫害不安は精神病性不安と総称される。統合失調

症者がその病理として体験している精神病性不安の本質は破滅‐解体不安であり，病者はそれを少しでも紛らわせるために，幻覚‐妄想状態という症状つまり迫害不安に変形する。そして，慢性化するとさらに誇大妄想や性愛化という症状によって迫害不安は防衛されることになる。このプロセスのなかで，病者のパーソナリティの非精神病部分（健康な部分）は精神病部分に圧倒されて疲弊しきってしまう。陰性症状はこういった病者のパーソナリティの機能が解体していくプロセスとして進行する。

　以上の心理モデルからすると，統合失調症者の諸々の陽性症状や陰性症状は精神病性不安という氷山の表面にすぎない。したがって，症状の本質である精神病性不安にこそ，関わりのポイントが置かれるべきであり，その視点からの対応の工夫を考えてみる。例えば，妄想については「否定も肯定もしてはならない」とされるところを具体的に考えると，「（そういうことであれば）とても不安なんでしょうね」という共感の要素を加えつつ，現実検討を含んだ声かけを工夫することが可能である。

　この'心理モデル'を共有するには繰り返してのアプローチを要する。

　パーソナリティ障害者の心理モデルと対比してみよう。心理モデルが浸透していない病棟においては，彼／彼女らの行動化について，「甘えている」「わがまま」という表現が専門用語のごとく交されている。しかし，これは正常心理からの逆転移に裏打ちされた推測である。実際は全く逆に「甘え足りなかった」ための病状である。したがって，例えば，行動制限は「わがまま」への躾ではなく，行動化によって紛らわせている「甘え足りなかった」ゆえの痛み／抑うつに共感をもって共に直面するためのものである。こういった共感と理解に裏打ちされた構えがないと，パーソナリティ障害者と我々との関係はこじれることになる。

　また，時に，正常心理からの推し量りを手放して心理モデルからの共感を計ることは，医療者にとって一種のアイデンティティの揺れをもたらすことになるため，抵抗や揺れをスタッフに生じさせ，フォローを要する。こういった，パーソナリティ障害者への心理モデルの共有をはかりつつ共に苦労する地ならしが，より共感の難しい統合失調症の共感に必要でもあろう。

　一つ，統合失調症の心理モデルを共有する際に，スタッフに念を押しておくべきことがある。統合失調症者の心性が乳児期心性にたとえられるとしても，

その頃に両親からの不適切な育児があったかもしれないということとは全くイコールではない。一旦区別して取り組む必要がある。家族は支える環境としての役割が第一義であり，つまり協働するチームメンバーの一員なのであるから，家族との関係には細心の注意を要する。
　また，精神療法担当者による精神療法のプロセスにおいて，幻覚 - 妄想が弛んで，精神病性不安が露呈してくると一見病状は悪化する。しかし，これは病状の進行が逆向きに進んでいるという効果であり，この不安にこそ，精神療法担当者のみならず，スタッフが統合失調症の病理の本質を協働してコンテインするチャンスであることを共有し，それぞれの工夫と配慮によって関わりをなし，また支える補助として，薬物療法の工夫や閉鎖病棟や隔離室の使用等の使用を工夫する。
　続いて，心理モデルのもう一つの視点を記載する。パーソナリティの二つの部分についての理解も必要である。どのような病状にあっても健康なパーソナリティ部分は存在している。このことは日常のほとんどを共にすごしている看護職員にはよく知られている。したがって，援助として注射等を強制的にする際にも，「本当は落ち着く必要があることを分かっているあなたもいますよね」等の声かけを必ずしておく。
　投影同一化の理解も必要である。「柳が幽霊」のたとえを私は使用する。(外なる) 幽霊の問題なのではなく，実際には (内なる) 不安・恐怖が問題なのであるが，このことには病者はなかなか気づけない。ここを援助するためには，精神病部分に対して無自覚な不安・恐怖をやわらげるアプローチと，非精神病部分に対してよくよく近付いて見ることで「なんだ。柳の木じゃないか」と現実検討を促すアプローチとが工夫可能である。
　居場所論も大切。まず，病状ゆえに職場や自宅に居られなくなった状態であっても，そのままで居ることができる場所であること。その安心感もあいまって，閉鎖病棟や隔離室という一見閉じこめられることによって，病状がやわらぐこともしばしばみられる。それは，守ってもらえていて妄想上の迫害対象が入ってこないということや，投影同一化が広がる範囲が限られた空間になるため，収束して心の内に納まっていくことにもなる。また，関わる対象が限られることで投影同一化される対象が職員になり，その職員からの安心できる援助によって迫害感が減じられる。

付け加えると，妄想を向けられることはけっして関わり方の失敗ではない。むしろ積極的に関わった結果でもある。必要なことは，そこからこじれていくことを防ぎ，可能ならばそこから治療的な展開にもっていきたい。まずは妄想の対象になった職員を責めず，逆に労を労うことが必要である。もしその職員が持ちこたえ続けられれば，その統合失調症者はその職員の胸を借りて，妄想が減じられて現実対象を実感し行く貴重な体験をできることになる。

4．切れた病

統合失調症はつながりが切れた病の最たるものだと思う。心のなかに貯えられたものは投影同一化によって出ていってしまって空っぽになり，臍の緒としての精神エネルギーとのつながりも切れている。また，外界に対しては現実感覚を失って猜疑し，時に攻撃的になって，家族や親族とのつながりも捻れがちである。実に孤立無援……。こういった状況にある統合失調症者を援助するためには，医療チームとしての我々の環境につながりが醸成されていることがぜひとも必要なのではなかろうか。難しい。まことに難しいが，病だけではなく，病をもった病者の人生の道行きを支える同苦同悲の志のもとに協働の絆を育み行くことはできないものであろうか……。

我々の現実のつながりはどうだろう。職業人としての人生の時を共にするなかで，願いをどれくらい共有しているだろうか？ そこに協働はあるだろうか？ 諦めて衰退していないであろうか？ 自棄になって暴流していないであろうか？ もし，そうなっている現状があれば，実は我々自身がそのつながりのなさの構成員になっている自覚と後悔を胸に，まず自分から変わることで現状の好転に尽力すべきだろう。私自身，原因を外に見て，「病院を代われば何とかなるかも」という内省のない姿勢では，管理医としての脱皮はできなかった。

5．家族療法

A-Tスプリットの設定においては，家族への対応は主治医／管理医が担うことが通常である。それは，日常の臨床において，心理教育等の統合失調症者の衰弱した健康なパーソナリティ部分の代理としての家族に対応することも大切な意義を持つが，それとは性質の異なる試論の一端をここでは述べたい。

また，神経症やパーソナリティ障害と同様の意味合いで，統合失調症者の家族にその病因を想定してアプローチすることとも異なる。
　簡潔に記載すると，統合失調症者の親にみられることは，（健常人の誰もが部分的には体験している）自分自身の精神病性の不安に対して，統合失調症者と同様に無力に振り回されている姿勢がみられること。そしてまた，統合失調症者が呈する精神病性不安に対して共振して増幅してしまうことがみられる。そこにみられるコミュニケーションは'排泄'であり，コンテイニングではない。不安に持ちこたえられない人物が，排泄によって不安を心に置いておくことを拒否し，排泄を向けられる人物もけっして納得して受け入れているわけではなく，排泄物を浴びせられることを強いられているという関係性が家族間にみられる。
　この知見は，けっして病因の主軸が親の側にあると論じているわけではない。病因論から離れている見解である。本章の冒頭に紹介した雨乞い師のエピソードと同質の次元からの見解である。その村は道（タオ）から外れた状態になっており，雨乞い師もそれを吸い込み同じ状態になっている。つまり，同じ無意識の時空に根ざしているのであり，無自覚に排泄性に不安を押しつけ合うことを繰り返している。これは精神病性不安を主力動とするクライエントとのセッションにおいて，治療者が投影-逆-同一化に無自覚である際に体験されていることと同様のことである。クライエントはセッションの空間において特有のフィールドを展開し，治療者がその地場を共有することになることは必然である。もし，治療者が無自覚のままであれば，治療者はセッションが進展しないことについての共犯者ということになる。
　この見解からすると，家族間に好転をもたらすには，排泄性のコミュニケーションをコンテイニングあるものに転換することが必要である。実はこの転換は，周知のように通常の乳児の育児の場面において母親と乳児との間で交流されていることと近似である。したがって，これが'ほどよい育児'のなかでは普通に展開されていることは諸家が論じていることであるが，これを本章の冒頭に紹介した雨乞い師のエピソードで解説したい。'ほどよい育児'においては，母親のなかに乳児の不安が入り込むことを'ほどよい母親'はその不快感に自動的に自制がなされるように，雨乞い師はその村の道（タオ）から外れた状態を'吸い込み'，それに'成る'こと，そして内省の行に入ることは，好悪の情と

は関連しないごく自然な営みとしてなされている。「押し込まれた」という被害感からは離れていることを私は強調したい（私はこのユングが紹介する'雨乞い師のエピソード'と，ビオンが記載する'Oになること'とは同質のことを述べていると理解している）。

Ⅳ　まとめにかえて──再び中心軸について

　統合失調症の難治性は近代精神科医療がその始まりから抱き続けているテーマである。非定型抗精神病薬の恩恵も大きいが，もちろんそれですべてが解決はしない。つながりが切れた痛みが依然としてそこにはある。

　まず，薬物療法の発展と恩恵が診療報酬体制を規定し，病院や病棟のシステムもこれをなぞっているものであり，特殊精神療法が協働参画して実践をなす可能性を阻みがちである。よって心理職の参入や，精神分析療法が精神病院臨床のなかで発展することをも困難にしている。

　しかし，こういった診察室外の現実は私とは関係のないものとして存在しているのではなく，実は私自身もその構成要員の一人になっている。少なくとも，直接の責任を担う院内での管理医としての関わりが必要とされている諸現実においては，主要構成員になっている。

　しかし，この気づきからここを脱皮して変わろうと考えると私の心は抵抗する。「ここが安心。そこそこやっている分析家でいることができる。ここから出たらまた怖い目に遭う」と心はつぶやく。その一方で，前記したように，「痛みあるところに応えずにはおれない」との忘れていた願いも事実である。病理構造体の囚われ人の葛藤である。ここにおいては，原点の願いと自分とをつなぎ直し，そしてかりそめの安心を手放すことの痛みを励まし励まし変革していく。手放した先には新たなつながりが待っており，孤独／孤立／疲弊から解放されることも，実は知っているわけであるから。この同苦同悲の共感から，「まず私から始めよう」「まず私が変わろう」という姿勢……。ここから精神病院臨床においての精神分析療法がもたらすであろう，希望と絆の蘇りを祈念したい。

文　　献

Bion, W. R. (1967) Second Thoughts ― Selected Papers on Psycho-Analysis. Heinemann, London.（松木邦裕監訳，中川慎一郎訳：再考：精神病の精神分析論．金剛出版, 2007.）
Frankl, V.E.（1952／霜山徳爾訳, 1957）死と愛．みすず書房．
東中園聡（1995）癌末期患者の心の空洞に触れるということ．精神科治療学, 10(8)；920-926．
東中園聡（2004）ロゼンフェルドと精神病の分析．In：松木邦裕編：オールアバウト「メラニー・クライン」，現代のエスプリ別冊．至文堂．
東中園聡（2004）統合失調症の精神分析療怯の可能性について―ロゼンフェルドを手がかりに．精神分析研究, 48 (3)；276-283．
河合隼雄（1967）ユング心理学入門．培風館．
松木邦裕（2000）精神病というこころ．新曜社．
椋田容世（2005）精神病者でのこころを守ること―ある統合失調症者での Ps‐D の推移．精神分析研究, 49(4)；349-360．

編者あとがき

　本書は,一昨年から毎年出版しています精神分析的心理療法の実践を中軸にまとめた編集書「精神分析臨床シリーズ」の第3巻にあたります。ちなみに第4巻は,パーソナリティ障害をターゲットにしており,それが最終巻となります。

　このシリーズの第1巻は,鈴木智美と私による編集で「摂食障害の精神分析的アプローチ」と題して,精神分析的心理療法に基づいた臨床論文,看護,マネージメント,総説を収めました。第2巻は,病態としてのうつに焦点をあて,賀来博光と私の編集で「抑うつの精神分析的アプローチ」と題して同じ構成で出版しました。

　どちらの書も,形骸化していない真の治療を念頭に置いた極めて臨床実践的な内容に徹しているため,心理臨床家や精神科医,看護師,ソーシャルワーカーに好評を得ているようです。本シリーズが意図しているところをきちんと理解していただいていることとして,日頃その臨床を実践してきた著者たちは喜びを感じています。

　そして今回は,精神病の精神分析的心理療法に焦点をあてました。統合失調症や非定型精神病という重篤で困難な病に,精神分析的心理療法というアプローチが何をなしうるのかとの問いへの答え,そしてその確実な成果を,著者たちのことばで表現できたのではないかと思います。

　編者のひとり,東中園聡が論述のなかで述べていますように,残念ながら精神医学では,精神病と診断されると,"精神病では心理療法,精神療法は効果

がない，マイナスになる"といった考えがますます拡大しているようです。精神病の治療に有効な薬物が出現してきているのは確かですが，目の前にこころを持つ精神病者がいるときに，「脳の病」と精神科医が片づけてすむのでしょうか。脳に投薬だけするために，その人は精神科医になったのでしょうか。「脳の病」のリハビリテーションをするために，その人は心理臨床家になったのでしょうか。

　その一方で，病者自身やその家族のニーズがあり，そしてみずからの意思としてこころに触れたいと志して，精神病の人たちとの面接を重ねている心理臨床家やソーシャルワーカーは増えてきているのではないかと思われます。しかしそれでも，その面接指針の見つからなさ，アプローチの難しさはそうした治療者たちを今日も悩ましています。

　これまで精神病への心理療法を著した単著や複数の著者による精神病理は多く出版されていました。しかしウィルフレッド・ビオンの斬新な精神病理論と方法を生かした精神分析的アプローチが，数人の著者たちによってこのような形で発表されることは初めてのことです。そこには治療者独自の個性だけによる心理療法ではなく，多数の治療者が活用できる視点と技法が認められ，使用されています。ここに大きな意義があると私は感じています。

　本書は東中園聡と私が編纂しましたが，内容はそれぞれの著者が実践してきている日々の地道な臨床活動が生み出したものです。それぞれの著者が経験から学びました。これらの学びを，本書から読者が読み取り，みずからの臨床実践に生かし，そしてそこから新たに学ばれるとしたら何と素晴らしいことでしょう。それは決して夢に過ぎないのではないと私は思います。

　　2008年　小雨の麦秋の日に

　　　　　　　　　　　　　　　　　　　　　　　　　松木邦裕

索　引

記号・アルファベット
♀→コンテイナー
♂→コンテインド
as if personality　142
A-Tスプリット　211, 212, 225
D→Ps　103
mourning work　121
O　54, 214, 217, 218
Oになること　227
Ps→D　103

あ行
愛情対象　99
　―の喪失　95, 97
愛情欲動　103
アイデンティティの混乱　142
悪性のカップル　141, 144
アクティングイン　79
亜昏迷　58, 105, 123
アブラハム Abraham, K.　84, 99
誤った概念化　97
アルファ（α）機能　97, 99
　―の逆転　22, 138
アルファ（α）要素　92, 97, 99
安心づけ　46
アンビバレンス　28
言いようのない恐怖（名状しがたい恐怖）　16, 58, 133, 137
生きている意味　54
依存　76, 115, 127
　リビディナルな―的自己　139
　乳児的な―　41
依存対象　77, 132
　―の喪失　180
一次過程　14, 133
違和感　116
陰性感情　58
ウィニコット Winnicott, D.W.　67
受身性　37
エディプス
　―状況　28
　―理論　66
　早期―　134, 137
　早期―状況　40
推し進める看護　195, 203, 206, 210
推し量る看護　195, 203, 210
愚かさ　19

か行
快感原則　136
解釈　66, 164
　―の言語　45
解体　15
　―恐怖　95
　―不安　86, 98, 106, 114
解体-破滅　111
外的対象　112, 150, 162
介入技法　46
開放病棟　190, 191, 208
カウチ　36
抱える
　―環境　66
　―能力　197, 207
隔離室　57, 59, 193, 204, 220, 221, 224
過食　71
家族療法　225
考えること
　―の停滞　32
　―の麻痺　33
関係の狭小化　28
看護
　受け持ち―　190, 198
　考える―　188, 195, 199
　―行為　189, 194
　―チーム　190, 194, 209
看護師　188
　受け持ち―　191, 204
感謝　165, 181
管理医　38, 66, 72, 78, 211-213, 216, 219, 221, 225
気　145, 149, 151, 152, 154, 157, 159, 162, 167
記憶　42
記憶なく，欲望なく，理解なく　53
奇怪な凝塊物　145, 156
奇怪な対象　24, 98, 99, 136, 137, 141

器官言語　45
器質性精神病　13
機能言語　45
逆転移　29, 41, 73, 78, 80, 102, 115, 116, 119, 171, 174, 186
　狭義の―　30
　正常な―　30
　病的―　30
逆‐同一化　31
　投影―　67, 70, 77, 78, 81, 219, 226
急性精神病　19
教育分析　216
境界　28
凝塊化　23, 24
共感的理解　171, 173
狂気の自己　134
恐怖
　言いようのない―（名状しがたい―）　16, 58, 133, 137
　解体―　95
　精神病―　33
　死の―　142, 143
　破滅―　77, 136
　副視床―　16
緊張病　19
筋肉　141, 153
　―化　144
禁欲　37
悔い　103
空間　186
空気感　42
空想
　―と妄想　14
　―の現実化　22
具体化　16, 20, 28, 78
具体思考　21, 63, 66, 134

クライン Klein, M.　82, 84, 96, 98, 99, 103, 142, 215
　―派　215
結合両親像　40, 98, 137
血統妄想　56
幻覚　4
　―症での変形　24, 25, 70
　―対象　4, 24, 44
元気づけ　46
原光景　40
幻視　21, 28
現実原則　14
現実検討　223
現実認識　128, 138
原始
　―的防衛機制　134
　心的機制の―化　19
現象学　141
幻声　85
攻撃欲動　28
行動化　74
傲慢さ　19
肛門　89
こころ
　―の痛み　103, 118, 122, 132, 137-139, 185
　―の解体　16
　―の死　15, 141
　―の平和　138
誇大妄想　61, 65
孤独　81
　―感　35
言葉のサラダ　22
孤立感　79
コンテイナー（♀）　41, 61, 65, 79, 84, 95, 119, 143
　―／コンテインド　30, 67, 115, 116, 118
　柔軟な―　186

投影の―　40
コンテイニング　44, 57, 67, 102, 171, 174, 183, 186, 226
　―機能　81, 115, 116, 182, 186, 217-219
　―能力　141
コンテインド（♂）　84, 117, 119, 143
　コンテイナー／―　30, 67, 115, 116, 118
コンテインメント　39
昏迷　19, 40, 222

さ行

罪悪感　88, 103, 132, 135
罪業妄想　56, 63
サディズム　96
三角空間　134
死　107
　―の恐怖　142, 143
　―の世界　134, 139
　―の本能　134
子宮内の空間　184
自己愛（ナルシシズム）　133, 139
　―構造体　136
　―的万能感　137
　―転移　26
思考する能力　113, 143
思考伝播　77
自己開示　37
自殺企図　72
指示　46
自生観念　85
自生視覚体験　21
実存的人間観　51
嫉妬　141, 143, 154, 162, 166, 167

索引

索引

ジャクソン Jackson, M. 3
ジャメ・ヴ 77
シュヴィング Schwing, G. 52
終結 90, 94
修復 116
自由連想 37
　―法 85
授乳 61
　分析的な― 166
シュレーバー症例 15, 98
正気
　―の自己 134, 139, 140
　―の精神病者 19, 70
症候性精神病 13
象徴機能 21, 45, 77, 121, 135
情緒の撹乱 121
人格水準の低下 23
心気症 19, 26
　―状 104
心的空間 97
侵入空想 97, 99
スィーガル Segal, H. 3
水平分裂 98
スーパーヴィジョン 216
スプリッティング→分割
性愛化 66, 123, 126, 129, 133, 136, 223
性交 91, 134, 160, 165, 166
　創造的な― 143, 162
精神運動興奮 222
精神科医療 54
精神の荒廃 15
精神病
　器質性― 13
　急性― 19
　症候性― 13
　―恐怖 33

―状態 71, 75
―性構造体 136, 138
―性不安 52, 58, 59, 66, 177, 216, 220, 222, 223
―的防衛 78
―の中核 16
転移性― 26, 79
非定型― 11, 70, 72, 102, 171
慢性期― 183
精神病性転移 26, 32, 36, 39, 44, 57, 111, 117, 133, 213, 217
　―の解釈 85
　―の性質 26
精神分析
　―過程 31
　―的カンファレンス 55, 66
　―的心理療法 36
　―臨床家 70
性的
　―カップル 149, 159, 163
　―空想 88, 96
生の本能 134
生の欲動 141
性欲 149, 158, 161
性欲動 28, 82, 86, 162
世界没落感 58
責任 190
摂食障害 19
前概念 143
前性器的破壊性 84, 99
羨望 19, 23, 35, 73, 78, 95, 96, 98-100, 104, 121, 127, 130, 131, 133-135, 137, 141, 143, 154, 162, 166, 167

破壊的― 77
双眼視 121, 138
相互交流 104, 113, 116, 118
喪失 139
　―感 130, 135
　―体験 104, 132
　―の悲しみ 135
　―の悲哀の作業 135
創造的な交わり 154
躁的
　―興奮 164
　―防衛 53, 112, 115
　―ポジション 53, 55
疎通性 178
存在
　―の痛み 213
　―への畏敬 55

た行

ターミナルケア 53
退屈さ 32
退行 19, 37, 105-107, 162, 177
対象関係
　蒼古的な― 79
　内的― 112
　部分― 126
対象喪失 102, 105, 115
対面法 37
他害性 218
脱価値化 131
脱統合 15
断片化 103, 113, 117, 136
チーム医療 190
乳房
　貪欲な― 138
　―の不在 53
　―母親 95

索引

不在の— 113
理想的な— 148, 162
毒を与える— 138
よい— 138
悪い— 112
中毒性精神病 13
中立性 37
「超」自我 24
超 - 超自我 25
直面化 46
治療環境 37, 201
治療観のパラダイム転換 222
治療技法 118
治療構造 36, 85
外的な— 36
償い 86
つぐない 214
デジャ・ヴ 77
転移 26, 174
精神病性—
自己愛— 26
陰性— 27, 40, 54, 58, 85
—解釈 73
—性精神病 26, 79
—の解釈 43
—の進展 39
乳児— 41
陽性— 77
恋愛— 28, 40
ドイッチュ Deutsch, H. 142
トイレット・ブレスト 95
同一化（同一視）
侵入性— 142, 152
投影 20
—物の兵器化 144
投影 - 逆-同一化 67, 70, 77, 78, 81, 219, 226

投影同一化（投影同一視）
87, 109, 112, 114-116, 119, 122, 124, 127, 130, 133, 137, 142, 164, 167, 219, 224
具体的な— 21, 102
招待性— 142
侵入性— 142
過剰な— 71, 78, 80, 97, 99, 113
暴力的— 141, 145
同害報復 25
統合失調症 3, 4, 11, 15, 20, 21, 23, 25, 31, 54, 102, 103, 121, 122, 141, 155, 160, 183, 188, 195, 211
—の診断基準 12
慢性— 51

な行

内的
—世界 116, 123, 125, 135
—対象 112
ナルシシズム→自己愛
憎しみ 23, 135
二次過程 14, 133
乳児
—的な依存 41
—転移 41
眠気 185

は行

パーソナリティ障害 26
パーソナリティの精神病部分 18, 42, 52, 71, 102, 122, 136, 141, 186, 218, 220, 222
排泄

—性のコミュニケーション 226
暴力的な— 141, 167
暴力的な—器官 144
破壊 - 攻撃欲動 16, 17, 136
破壊欲動 40, 82
破局 76, 104
—的不安 136, 137
—的変化 53
—的変容感 16
迫害
—対象 114, 124, 129, 137, 148, 150, 162
—不安 28, 44, 52, 56, 57, 63, 65, 66, 86, 103, 111, 122, 123, 128, 133-137, 142, 174, 183, 222, 223
発狂不安 30
母親
性器— 95, 98
乳房— 95
ほどよい— 226
破滅 - 解体 213, 218
—不安 33, 44, 52, 57, 59, 60, 63, 65, 67, 68, 103, 117, 122, 129, 137, 186, 222
破滅
—恐怖 77, 136
—不安 133, 135, 183
パラノイア 11
反転可能な展望 25
万能空想 23, 39, 128
万能的な幻想 147, 150
悲哀 35, 102-104, 106, 108, 111, 113, 114, 116, 118, 119, 130
—の作業 139
—の仕事 23, 41

索引

ビオン Bion, W.R. 3, 16, 22, 51, 53, 67, 82, 84, 98, 99, 103, 112, 115, 133, 136, 138, 141-143, 167, 227
被害妄想 55, 104
引きこもり 71
被－侵入体験 20
ヒステリー 26
非定型精神病 11, 70, 72, 102, 171
独り（ひとり） 111, 116, 126
比喩 45
病感 43
病識 43, 68, 204, 217, 218
病理構造体 63, 227
不安
 精神病性― 52, 58, 59, 66, 177, 216, 220, 222, 223
 破局的― 136, 137
 迫害― 28, 44, 52, 56, 57, 63, 65, 66, 86, 103, 111, 122, 123, 128, 133-137, 142, 174, 183, 222, 223
 発狂― 30
 破滅-解体― 33, 44, 52, 57, 59, 60, 63, 65, 67, 68, 103, 117, 122, 129, 137, 186, 222
 破滅― 133, 135, 183
 抑うつ― 35, 79, 81, 103, 113-115, 119, 122, 125, 128, 132, 138
不気味さ 32
副視床恐怖 16
不在 107, 113, 119
部分集合 125
フランクル Frankl, V.E. 52, 54

触れあいの感覚 34
フロイト Freud, S. 15, 83, 84, 98
分割（スプリッティング） 20, 53, 219
粉砕 162
分析（精神分析も参照）
 ―空間 30
 ―的な授乳 166
 ―の隠れ身 37
分裂
 ―機制 96
 ―理想化過程 98
閉鎖病棟 191, 208, 221, 224
ベータ幕（ベータ・スクリーン） 22
ベータ（β）要素 22, 24, 92, 97, 99
ペニス 89, 96, 98
崩壊 15
暴力
 殺人的な―性 162, 166, 167
 ―的投影同一化 141, 145
 ―的な排泄 141, 167
 ―的な排泄器官 144
ホールディング 182
母子の相互交流モデル 112
保証 46

ま行

マイナスK（－K） 19, 77, 138
松木邦裕 216
マネージメント 72, 78, 211

見えないものの幻視 21
無意識の交流 185
夢想→もの想い
明確化 46
名状しがたい恐怖→言いようのない恐怖
メタ心理学 14
メルツァー Meltzer, D. 82, 84, 96-99, 142
妄想
 空想と― 14
 血統― 56
 誇大― 61, 65
 罪業― 56, 63
 被害― 55, 104
 ―性転移 26, 44, 125, 133, 135
 ―対象 98, 99, 123, 124, 136
 ―知覚 125
 恋愛― 75
妄想-分裂態勢（ポジション） 24, 55, 76, 93, 96, 97, 99, 103, 113, 122, 135, 136, 138
モネー・カイル Money-Kyrle, R. 30, 97
もの想い 37, 42, 80, 99, 115, 143, 144
物語性 29
 夢思考水準の― 28
喪の過程 23
もの自体 22
甕 151, 156

や行

役割応答性 66, 214
誘惑 68
夢 59

―思考水準の物語性　28
ユング Jung, C.G.　67, 211, 227
よい
　―対象　130, 151, 162
　―乳房　138
陽性症状　3, 4
抑うつ　76, 106, 115, 121, 122, 128, 131, 133, 134, 137, 139, 163
　―感　104, 152
　―態勢　35, 41, 79, 121
　―の痛み　53
　―ポジション　86, 103, 105, 122, 133, 135, 136, 138, 139
抑うつ不安　35, 79, 81, 103, 113-115, 119, 122, 125, 128, 132, 138
　―の排除　137
欲望　42
欲求不満　162, 166, 167

ら・わ行

離人感　156, 165
理想化　161
　―されたカップル　127
　―対象　63

リビドー→性欲動　86
領域の混乱　97, 99
恋愛妄想　75
連結への攻撃　22, 27, 70, 117, 121, 137, 138
連合弛緩　86
ロゼンフェルド Rosenfeld, H.　3, 36, 37, 51, 136, 139, 215
悪い
　―対象　113, 130
　―乳房　112

執筆者
1章：松木邦裕（奥付に記載）
2章・10章：東中園聡（奥付に記載）
3章：鈴木智美（精神分析キャビネ，可也病院）
4章：賀来博光（賀来メンタルクリニック）
5章：鈴木千枝子（帝塚山学院大学）
6章：椋田容世（埼玉大学教育学部）
7章：中川慎一郎（牧病院）
8章：川野由子（帝塚山学院大学）
9章：荘野悦子（医療法人聖恵会福岡聖恵病院）

編者略歴

松木　邦裕（まつき　くにひろ）

1950年佐賀市生まれ。熊本大学医学部卒。1985年から1987年にロンドンのタビストック・クリニックへ留学。現在は精神分析個人開業および兵動クリニック（福岡市）。日本精神分析協会正会員。

著訳書に，『摂食障害の治療技法』（金剛出版），『分析空間での出会い』（人文書院），『精神病というこころ』（新曜社），『精神科臨床の日常的冒険』（金剛出版），『分析臨床での発見』（岩崎学術出版社），『私説 対象関係論的心理療法入門』（金剛出版），『メラニー・クライン トゥデイ①②③』（スピリウス編，監訳，岩崎学術出版社），『ビオンの臨床セミナー』（ビオン著，共訳，金剛出版），『信念と想像：精神分析のこころの探求』（ブリトン著，監訳，金剛出版），『対象関係論の基礎』（編・監訳，新曜社），『患者から学ぶ』『あやまちから学ぶ』（ケースメント著，監訳，岩崎学術出版社）などがある。

東中園　聡（ひがしなかぞの　さとし）

1959年鹿児島県生まれ。防衛医科大学校医学科卒。クライン派，自我心理学，独立学派が共存する福岡で精神科臨床の研鑽と実践をつづけている。現在は照和会 西岡病院勤務（福岡市）。日本精神分析学会認定精神療法医・同スーパーヴァイザー。

著訳書に，『オールアバウト「メラニー・クライン」』（共著，至文堂），『ウィニコットの世界』（共著，至文堂），『恥』（共著，岩崎学術出版社），『メラニー・クライン トゥデイ①②』（スピリウス編，共訳，岩崎学術出版社）などがある。

〈精神分析臨床シリーズ〉
精神病の精神分析的アプローチ
その実際と今日的意義

2008年7月20日　印刷
2008年7月30日　発行

編　者　松木　邦裕・東中園　聡
発行者　立石　正信

発行所　株式会社　金剛出版

〒112-0005　東京都文京区水道1-5-16
電話 03-3815-6661　振替 00120-6-34848

印刷・平河工業社　製本・河上製本

ISBN978-4-7724-1032-8　C3011　　　Printed in Japan　©2008

摂食障害の精神分析的アプローチ
松木邦裕・鈴木智美編　さまざまな治療環境における摂食障害の事例を呈示し，治療構造，マネージメントの実際を看護と医師の立場から述べる。　2,940円

私説 対象関係論的心理療法入門
松木邦裕著　対象関係論をベースに，クライエントとセラピストの間で本当に必須で具体的なことを説いた実践的で実用的な精神分析的心理療法入門。　2,940円

再考：精神病の精神分析論
W・R・ビオン著／松木邦裕監訳／中川慎一郎訳　ビオン自身がケースを提示しつつ，精神分析と精神病理論の論文に，再び思索を深め，詳しく解説。　3,570円

フロイト再読
下坂幸三著／中村伸一・黒田章史監　「精神療法」誌上にて連載中から評判の高かった「フロイト再読」を中心に編まれた，著者最後の論文集。　4,200円

精神分析的精神療法セミナー［技法編］
高橋哲郎著　精神分析的精神療法の新しい効果的な演習方法を公開。臨床実践の中で本当に使える技法と理論を学ぶことができる。　3,780円

精神療法の工夫と楽しみ
原田誠一著　「臨床の場で現実に役に立つ精神療法」という視点から，さまざまな重要テーマについて論及したアイディア溢れる1冊。　3,780円

実践・精神分析的精神療法
相田信男著　精神科病院というフィールドで集団精神療法を実践する日々。気づくと病棟の空気が変わり「心理学的」に。集団を信じる著者の臨床指導書。3,990円

抑うつの精神分析的アプローチ
松木邦裕・賀来博光編　5つの臨床論文を通して，「抑うつ」からくるさまざまな症状，そしてその背景にあるこころの葛藤が理解される。　3,780円

ビオンの臨床セミナー
ビオン著　松木邦裕・祖父江典人訳　ビオンがケース・プレゼンテーションに応える貴重な記録。自由で直観的な思索のエッセンスが凝縮している。　3,990円

摂食障害の治療技法
松木邦裕著　長年，重症の摂食障害患者に接してきた著者による，摂食障害患者との乱闘の記録。患者の理解と治療のための臨床的知見を提供する。　3,675円

パーソナリティ障害治療ガイド
J・マスターソン，A・リーバーマン編　神谷栄治・市田勝監訳　著者らの長年の研究・臨床の成果に最新の知見を加え，解説したBPD治療の入門書。　3,570円

実践的精神分析入門
O・レニック著　妙木浩之監訳　小此木加江訳　古典的精神分析理論の諸原則の意義を，セラピストと患者の相互作用のなかで再点検する。　3,570円

医療心理学実践の手引き
乾吉佑著　医療現場に力動的心理療法の視点を導入し，よりよい支援の方法が具体的に示されている。医療現場にかかわるすべての人に必読の一冊。　3,150円

シュレーバーと狼男
J・グレン，M・カンザー編／馬場謙一監訳　人類の遺産ともいうべきフロイト症例（シュレーバー，狼男）を読み解く知的冒険の試み。　2,940円

臨床心理学
最新の情報と臨床に直結した論文が満載　B5判160頁／年6回（隔月奇数月）発行／定価1,680円／年間購読料10,080円（送料小社負担）

精神療法
わが国唯一の総合的精神療法研究誌　B5判140頁／年6回（隔月偶数月）発行／定価1,890円／年間購読料11,340円（送料小社負担

価格は消費税込み（5％）です